Entréname

Tony Arreola

Traducción de

Fausto Villanueva

Renuncia

Todos los derechos reservados. Ninguna parte de esta publicación puede ser reproducida, almacenada en un sistema de recuperación o transmitida de ninguna forma ni por ningún medio, ya sea electrónico, mecánico, fotocopia, grabación o cualquier otro, sin el permiso previo del propietario de los derechos del autor, a Tony Arreola

Negación Médica

Esta publicación contiene las ideas y opiniones de su autor. Su objetivo es proporcionar información útil sobre los temas abordados en la publicación. Se vende con el entendimiento de que el autor y la editorial no se compromete a suministrar servicios médicos, de salud o cualquier clase de servicios profesionales en este libro. El lector debe consultar a su médico antes de adoptar cualquiera de las sugerencias de este libro o sacar conclusiones de ella. El autor y el editor renuncian toda responsabilidad por cualquier responsabilidad, pérdida, o riesgo, personal o de otra manera, en que se incurre como consecuencia, directa o indirectamente, del uso y aplicación de los contenidos de este libro.

¿Qué pasaría si tuvieras un secreto?

Un secreto que pudiera ayudar a todos

alcanzar el cuerpo de sus sueños.

¿Lo compartirías? Lo hice...

ÍNDICE

Tony Arreola

Entréname

Carta a la Industria de la Salud

Tengo una pregunta sincera para todos los entusiastas del ejercicio y la salud.. *¿Por qué?*

¿Por qué seguimos fallando? ¿Por qué seguimos recomendando soluciones sin sentido? ¿Por qué mentimos?... *¿Por qué?*

La obesidad crece exponencialmente todos los días sin ni una solución en vista. ¿Y nosotros que prometemos? *¿El Perdedor Mas Grande? ¿Soluciones de 21 días? ¿Milagros en tan solo 90 días?* ¿Quién de ustedes hiso ejercicio y comió saludablemente por 21, 24, o 90 días? NADIE. Dejen de mentir. Este comportamiento irresponsable causa más daño de los que te puedes imaginar. Si quieres ayudar, esta no es la manera de hacerlo.

Están aprovechándose del instinto humano por la necesidad de soluciones instantáneas. Es como los fraudes pirámides que son prohibidos en nuestro país. *Mitología del Ejercicio.* Suficiente. Sí de por sí es difícil ayudar a personas a crear metas a largo plazo sin sus, "Mi amiga perdió 30 libras en 15 días," babosadas. Yo he estado en la industria del ejercicio por más de quince años y honestamente, estoy enfadado. Sigues engañando a la gente, mintiendo a la gente, y al final del día... después de que los engañaste, yo soy el único tratando de recuperar cualquier esperanza que todavía queda viva. Tratando de explicarles que dos libras a la semana es progreso excelente. Y ahí estás otra vez en la televisión, radio, revistas, redes sociales, "Yo perdí 60 libras en 10 días." Mentiras.

Mírate en el espejo profundamente. ¿Cómo duermes cada noche? ¿Por qué provees mentiras a la gente sabiendo que no es realidad? ¿Por qué mientes "solo para darles un empujoncito"? Más bien empujándolos de un barranco. No te importan para nada.

Ya que estamos en estos temas, hay que ver a los culpables. Ah sí, los modelos que salen en Instagram, los sabelotodo de Twitter, los expertos de Facebook. ¿Desde cuándo amar el ejercicio te hace un experto y un filosofo? Te encanta hacer ejercicio, a mi también, pero eso es todo. Es fácil para nosotros hacer ejercicio, nosotros lo amamos. Eso no nos hace expertos para dar consejos. Deja de hacerlo.

Para todos ustedes que están recetando dietas ILEGALMENTE. Sí, es ilegal. Pero no tenia esperanza que supieras eso. Es más, no espero que sepas mucho. Juzgando por las fotos y las poses, hay pocas cosas que te importan aparte de ti mismo. Pero sí, SOLO un nutriólogo registrado puede crear dietas para un cliente. Al menos que tengas las letras "R.D." después de tu nombre, (Significa nutriólogo registrado) deja de hacerlo.

Para todos ustedes entrenadores que NO están certificados, o asegurados, dejen de dar consejos. Si hubieras sido un buen entrenador, todavía lo fueras. Si tú crees que hacer que empujar fuertemente a un novato es la mejor manera de perder peso, ocupas estudiar las Leyes de Conservación de Energía. Deja de tomarte fotos en el espejo y lee un libro. En vez de tratar de matarlos, hacerlos que vomiten, hacer que estén todos adoloridos, felicítalos, dales motivación, edúcalos.

La verdad me da tristeza. Me da mucha vergüenza mi industria. La obesidad esa creciendo, y rápidamente se está convirtiendo en una epidemia mundial. Ocupamos exigir más de los profesionales de la salud. Certificados verdaderos, no los que consigues en un fin de semana, donde las respuestas son regaladas con tal de que consigas el certificado.

Para todos ustedes que están haciendo esto por las razones correctas, gracias. Por favor únanse conmigo a luchar contra este mal que tenemos estos días. Por favor ayúdame a exigir los estándares más altos de todos los profesionales. Por favor entiende que nuestras comunidades, nuestros clientes y familias merecen mejor servicios. Todo depende de nosotros. Si te sientes insultado por esta carta... que bueno. Tu eres el problema. Espero que dejes estas maneras de hacer las cosas, porque la reforma del ejercicio viene en camino.

-Tony Arreola
NASM Master Trainer, CPT, CES, SFS, WLS
Autor, Enflácame, Entréname

Entréname

A Ver, a Ver... ¿Quién es Esa?

"Aubrey mi amor, ¿Estás lista?" preguntó un hombre atractivo del Medio Oeste. Alto, rubio y con una musculatura que desbordaba a través de su ropa.

"Sí, ya merito amor. Nada más tengo que agarrar el bloqueador solar y nos vamos."

Aubrey estaba mirándose fijamente en el espejo. Ella se sentía mejor desde que perdió cuarenta libras. *Umm. Esto no se ve bien.* Aubrey se veía de un ángulo, se volteaba, se veía su trasero, desde otro ángulo, se volteaba nuevamente y lo veía desde otro. Se pellizcaba aquí y allá, se levantaba el trasero, apretaba los músculos, se estiraba los brazos y se sintió avergonzada. *No se... No me gusta mucho... Aún no estoy satisfecha.*

"Aubrey, vámonos mi amor. Carrie nos está esperando."

"Ya voy." *¿Por qué le sigo teniendo miedo a la alberca? Cálmate Aubrey. Solo eres tú, tu amiga Carrie, tu futuro esposo, y sus grandes músculos. Y yo... sin nada de músculo.* Aubrey pensaba. *Pero el me ama, y ahora estoy delgada. Me debería de sentir bien...debería.*

Era un día hermoso en el Sur de California, con el sol resplandeciente—la oportunidad perfecta para tomar un poco sol y disfrutar del hermoso verano. Era el día perfecto... *era.*

"¿Aubrey?"

"¡Ya voy! ¡Ya voy!" *Ni modo. Ya que.* Aubrey agarró su toalla y se cubrió su cuerpo. "Vámonos," dijo Aubrey mientras caminaba apresuradamente.

"¿Todo bien?"

"Sí, todo bien. Ya vámonos."

"Bueno."

Aubrey y Ryan estaban locamente enamorados y comprometidos por siete meses. Aunque el divorcio de Aubrey había sido muy triste para ella, Ryan era su hombre ideal. Su gran boda será en cinco meses en Cabo con solo unos cuantos invitados. Pocos invitados y *poca* ropa.

"¿Aubrey?"

"¿Mande?"

"¿Todo bien?"

"¿Por qué sigues preguntando si todo está bien? Ya te dije que estoy bien."

Llegaron a la alberca. El ambiente se sentía como un baile de la preparatoria. *¿Dónde nos sentaremos? ¿Quién está aquí? ¿Dónde están mis amigos? ¿Por qué todo el mundo se me queda viendo? ¿Qué me miran? ¿Acaso tengo mocos?"*

"¡Aubrey! ¡Por acá!" Carrie gritó.

Aubrey respiró profundamente, sonrió y empezó su camino hacia Carrie.

"Mira, les aparté estas sillas para ustedes," dijo Carrie mientras quitaba las toallas de las sillas.

"Muchas gracias Carrie. ¿Cómo estas amiguis? Me alegra mucho que estés aquí. Es un día padrísimo," dijo Aubrey.

"Oh, ya sabes amiga. Estoy mejor. He perdido algo de peso, pero sigo trabajando para conseguir el cuerpo perfecto. Quiero usar traje de baño un día. Pero ya sabes cómo va esa historia," Carrie lo dijo bromeando.

Aubrey sonrió.

"Tú te ves excelente Aubrey," dijo Carrie.

"Oh, para," Aubrey dijo mientras volteaba hacia otro lado.

"Bueno, es en serio, tú te ves muy bien y también…" Carrie espero hasta que Ryan se fue. "Tu futuro esposo…Mira, no lo tomes de mala manera, pero se ve *como mango.*"

Las dos se rieron.

Ryan era un hombre muy guapo, atleta colegial, quien antes había trabajado en el área de fisiculturismo. Su cabellera larga y rubia tenía a Aubrey completamente enamorada.

"¿Sabes qué Carrie? Tienes razón," se relajó en su silla.

Aubrey se paro y empezó a quitarse su toalla. En el proceso de quitárselo, vio sus lentes en la silla los cuales reflejaban a su futuro esposo… hablando con otra mujer. *A ver. ¿Quién es esa? El no conoce a nadie en mi alberca.* Dejo de quitarse el pareo y volteo hacia Carrie.

"¿Quién es esa?"

Carrie no dijo nada y volteo donde estaba la hermosa rubia con Ryan.

"Wow, el cuerpazo de esa chica. No tengo ni la menor idea amiga," Carrie dijo.

Aubrey se puso su pareo y se acostó en su silla. Sus ojos se empezaron a llenar de lágrimas. Se limpio las lágrimas cuando vio que Ryan volvía.

"Amor, no sabía que Jessica vivía aquí," dijo Ryan mientras se acostaba en su silla.

Aubrey se volteo sin decir una sola palabra.

Ryan sin darse cuenta continuo, "Ya le extrañaba. No la he visto desde que hacíamos ejercicios juntos. Siempre nos iba muy bien. Todavía tiene un cuerpo espectacular, ni su bebe afectó a su cuerpo. Sabes, ella todavía va al gimnasio tres veces por semana."

Aubrey empezó a moverse de un lado a otro en su silla.

"Se mira muy bien. Excelente físico," dijo Ryan.

"Ya, Ryan, ya fue suficiente."

"Amor, ¿qué te pasa?" Ryan le tocó el hombro a Aubrey. Ryan volteo a ver a Carrie. Carrie lo vio de reojo a través de los lentes y se volvió a acostar en su silla. Ryan, muy confundido, volteo alrededor y se acostó en su silla.

El MAD PLAN

"Buenos días, Aubrey," Carrie dijo mientras escribía en su computadora.

"Eh."

"Oh no chica, veo que es uno de esos días... bueno pues," Carrie siguió tecleando en su computadora.

"Discúlpame, es que me siento gorda esta mañana. Es uno de esos días que me siento... blah."

Carrie empezó a sonreír, "Te entiendo. Todas tenemos esos días. Pero tú te miras excelente."

Aubrey volteó y se quedo viendo su reflejo en la ventana de la oficina. Giró sus caderas un poco hacia un lado, después el otro lado y miro hacia abajo. "No lo sé. Tenía tiempo sintiéndome bien con mi figura, en serio. Pero, tu viste la forma en que Ryan vio a esa amiguita."

"Oh sí claro. Oh, mira, la gente flaca tiene problemas por ser flaca. Que vida tan dura," Carrie empezó a teclear todavía más rápido.

Aubrey había sufrido de sobrepeso toda su vida. Pero tuvo suficiente y decidió contratar un entrenador, el Sr. Flaco. El la ayudo a perder peso. Perdió cuarenta libras y se sentía excelente. Se sentía excelente. Como cambia la vida tan rápido.

Aubrey entró a su oficina y suspiro. ¿Qué me pasa? ¿Por qué todavía me siento así? No lo puedo comprender. Me sentía muy bien. Pero Ryan tenía que... oh.

Empezó a buscar intensamente en su escritorio. Jalo los cajones, tiró plumas, aventó papeles, "¿Dónde está? ¡Donde! ¡Donde!" Aubrey salió corriendo de su oficina.

Carrie torció los ojos, abrió su escritorio y le entrego un cuaderno maltratado con el nombre de Aubrey escrito.

Aubrey hablo entre dientes, arrebato el cuaderno y salió corriendo hacía su oficina. "Gracias amiga, por favor toma mis mensajes, si alguien habla diles que no estoy en mi oficina."

Aubrey se encerró en su oficina y abrió el cuaderno:

M—Motivación   **P**—Preparar

A—Aceptar Responsabilidad   **L**—La Vocecita para

D—Disciplina   **A**—Activar la

                N—Nutrición

GRAN GANA

Encuentra tu verdadera "Razón."

Alianza de Responsabilidad

Elige 3 personas que te hagan responsable. Una en el trabajo, una en casa y tu amiga(o) más cercana(o).

Disciplina

Haz lo que tengas que hacer, tengas o no tengas ganas de hacerlo.

Una Libra = 3,500 Calorías

Para poder rebajar una libra debes quemar 3,500 calorías.

Ley de la Conservación de la Energía

La única ecuación que importa.

ENERGÍA CONSUMIDA vs. ENERGÍA USADA

Calorías entrantes: *El consumo de comida* vs.

Calorías salientes: *Nivel de actividad*

Comer mucho + moverse poco = **Subir de peso =>**

Almacenar calorías extras (GORDA) ☹

Comer menos + moverse más = **Rebajar de peso =>**

Disminuir el exceso de calorías (DELGADA) ☺

Dieta apropiada + actividad moderada =

Mantener un peso saludable (MANTENER)

Nutrición: Agregar un Cero para el Consumo de Calorías

Para bajar de peso agrega un cero a tu peso regular y ese será el número al que tendrás que reducir tu consumo de calorías. Conforme bajes de peso también bajara el consumo de calorías. Pero nunca menos de 1200 calorías.

Ejemplo: 180 libras = 1800 calorías

* Para convertir kilogramos a libras:

Multiplica los kilogramos por 2.2

Ejemplo: 82 kilos = (82 * 2.2)= 180 libras

Agua: Dividir Peso Entre Dos en Onzas

Para rebajar divide tu peso entre dos y convierte el número a onzas. Esa es la cantidad de agua que requieres tomar diariamente.

Ejemplo: 180 libras = 90 onzas

* Para convertir kilogramos a libras:

Multiplica los kilogramos por 2.2

Ejemplo: 82 kilos = (82 * 2.2)= 180 libras

La Confusión de Calorías

1. Las personas sobre calculan el número de calorías que queman.

2. Las personas subestiman el número de calorías que consumen.

Poco a Poquito Vamos Ganando el Jueguito

Comidas Planeadas vs. Planes de Comida

Qué es Qué

Antojitos de Emergencia

Simplificar Antes de Complicar

Celebra la Gente, No la Comida

Estrategia de 'Sigue la Corriente'

Estrategia de 'No Gracias, Porque Exploto'

Una Mala Comida = Cinco Horas de Ejercicio

Programa de Movimiento

Cabo

Okay, okay, ya recuerdo el MAD PLAN. Pero, ¿dónde está lo demás? Tiene que haber más. Aubrey hojeaba fráncicamente su cuaderno. Cerró su cuaderno y regreso con Carrie.

"¿Cree que ese tiempo funcione para usted?" dijo Carrie.

"¿Eso es todo?" dijo Aubrey.

"Disculpe señor, espéreme por favor." Carrie cubrió el teléfono y dijo, "Y ahora, ¿Qué te pasa princesa?"

"¿Eso es todo?"

"¿De qué hablas?"

Aubrey aventó el cuaderno al escritorio de Carrie.

"Disculpe señor, pero voy a tener que regresarle la llamada," Carrie colgó el teléfono, recogió el cuaderno y lo empezó a hojear. "¿De qué estás hablando?"

"¿Qué no había ejercicios o algo mas en el cuaderno?" agarro el cuaderno y lo empezó a hojear.

Carrie ya tenía memorizado el cuaderno. "Hmm, a lo mejor. No creo. Pero yo nunca hice ejercicio con el Sr. Flaco. No podía pagar sus servicios. ¿Recuerdas?"

Aubrey empezó a recordar los tiempos que paso con el Sr. Flaco. Se acordó de las risas, las conversaciones tan agradables y el gran conocimiento. Y aun así, no podía recordar lo que estaban haciendo.

Sin decir nada, Aubrey salió corriendo de nuevo a su oficina, azotó la puerta, se sentó en su silla, agarro el teléfono y marcó.

"Otro día maravilloso aquí en Total Body Project. ¿Cómo podemos ser de su ayuda?" dijo el recepcionista.

"Sr. Flaco por favor," dijo Aubrey.

"Lo siento pero el Sr. Flaco ya no trabaja aquí. ¿Hay algo más en que pueda ayudarle? ¿Está interesada en alguna membrecía? Yo lo puedo transferir a uno de nuestros expertos en membrecías.

Silencio.

"Señorita, ¿hola? ¿Sigue ahí?"

"¿Cómo que ya no trabaja ahí? ¿Acaso no es *su* gimnasio? ¿A dónde fue? ¿Todavía entrena a gente? ¿Dónde trabaja? ¿Por qué renuncio?"

El recepcionista empezó a reír e interrumpió, "Déjeme adivinar. Usted fue una de sus clientes."

"Si, si. Hace un año, y solo por unos cuantos meses. El me ayudó a rebajar cuarenta libras, pero eso fue el año pasado. Voy a casarme pronto y la boda es en Cabo y—"

"Okay, okay, espéreme señorita. ¿Cuál es su nombre?"

"Oh sí. Lo siento. Es que la boda se aproxima y no siento que mi físico esté listo. Digo, perdí el peso y todo, pero mis pompis no se ven muy bien. Es como si, uh, tuviera mente propia y hace lo que quiere ¿Si me entiende? Ya no estoy gorda, pero..."

"¿Su nombre señorita?"

"Oh si, disculpa. Aubrey, me llamo Aubrey. Lo siento mucho. Es que tú me entiendes, estoy muy preocupada, y—"

"Yo la comprendo Aubrey. Sus disculpas no son necesarias. Deje la transfiero a alguien que estoy seguro la puede ayudar."

"Muchas gracias."

Aubrey estaba esperando impacientemente mientras escuchaba la música de espera del gimnasio. Los minutos que espero, se sentían como horas. Aubrey suspiraba y volteaba a ver el reloj.

Alguien jalo la chapa tratando de abrir su puerta.

"¿Aubrey?" dijo Carrie mientras movía la chapa.

Aubrey colgó el teléfono. "Lo siento, espérame un minuto."

Aubrey abrió la puerta. Carrie entró a la oficina y se sentó.

"A ver amiguis dime, ¿qué te pasa?"

Aubrey sonrió. Levanto el brazo y empezó a mover la grasa que tenia debajo de su brazo.

Carrie torció los ojos.

"Carrie, estas alas de murciélago tienen que desaparecer," dijo Aubrey mientras seguía jugando con la grasa bajo sus brazos. "No me puedo casar así. Digo, tu viste como Ryan vio a esa muchachita."

"Ya veo," expresó Carrie. "Bueno, ¿y ahora qué? ¿Qué paso con el Sr. Flaco? ¿No puedes volver a entrar con él?"

"Con el estaba en el teléfono, bueno, no con el exactamente. Llame a su gimnasio pero me dijeron que ya no trabaja ahí."

Carrie empezó a buscar respuestas alrededor del cuarto. "¿Ya trataste hablarle a su celular? ¿Qué no había dicho que siempre te ayudaría?"

La cara de Aubrey se iluminó. "¡Sí!" Abrió su bolsa

bruscamente y agarró su teléfono.

Carrie empezó a sonreír y lentamente camino de reversa hacia la puerta.

El teléfono no timbro. Se fue directamente al buzón de voz.

Aubrey colgó, sin preocuparse en dejar un mensaje y tiró su teléfono en la bolsa. Se quedo viendo hacia fuera a través, de su ventana y suspiraba. Se quedo viendo fijamente la foto de ella y Ryan que tenía en su escritorio. Lentamente abrió un cajón de su escritorio y se quedo viendo la invitación de su boda. Estaba enfocada en la palabra Cabo. *Cabo. No voy a estar lista para la ocasión. ¿Qué va a decir la gente? Debería de posponer, ¿pero para cuando? ¿Qué pensará Ryan? Y todos los invitados…ni modo. Ya que.*

Pocas horas después, Aubrey decidió terminar su día en el trabajo y empezó a manejar hacia el gimnasio. Manejo alrededor del estacionamiento del gimnasio varias veces, nada. Le dio otra vuelta, nada. Una vez más. "¡No hay estacionamiento!" Golpeo el volante, "¡Maldita sea!" Aubrey aceleró hacia su casa.

Aubrey llegó y respiró profundamente. *Relájate Aubrey. Todo está bien.* Ryan se acababa de mover con Aubrey. Todavía estaban en la etapa de luna de miel. Hasta la fecha no habían tenido ninguna discusión o desacuerdo. Aubrey forzó una sonrisa y abrió la puerta.

"Mi amor, ya llegue."

"Hola amor," Ryan se apuró a encontrar el control remoto.

Aubrey besó a Ryan y vio lo que estaba viendo, el concurso de Miss América. Aubrey frunció las cejas mientras lo besaba.

"¿Cómo estuvo tu día mi vida?"

"E tenido mejores," Aubrey puso su mochila del gimnasio en el piso.

"¿Cómo estuvo el gimnasio?"

"Eso es una historia muy larga. No quiero hablar de eso."

"¿Todo bien?" Ryan abrazó a Aubrey mientras intentaba hacer contacto con sus ojos.

Aubrey volteo hacia abajo y trato de salir del abrazo. "Estoy bien amor." Se aguanto las ganas de llorar. Aubrey volvió a besar a Ryan.

"Voy a bañarme por un buen rato y después me voy a ir a dormir."

Después del baño Aubrey se sintió mejor. Mientras se secaba el cuerpo, se detuvo a ver su trasero en el espejo. Se volteo para un lado, para el otro, se apretó las nalgas, las levanto y las dejo caer. Jugó con la grasa debajo de sus brazos, apretó los muslos y después se jalo el pelo, fuertemente.

Ocupo hacer algo. Me gusta estar delgada, pero no estoy satisfecha. Pensé que sería feliz, pero quiero más. Aubrey se seguía mirando en el espejo, suspiró y apago las luces.

Música de boda se escucha. El romance se puede respirar en el aire. Ryan esperando en el altar. Familiares de varias partes del país están presentes. "Tan, tan ta-tan." Esa música de boda familiar se empieza a escuchar. Aubrey puede ver la felicidad de todos los presentes a través de sus ojos mientras camina hacia el altar. Mira que Carrie voltea a ver a otro compañero de trabajo y murmura en su oído. Ve al final del altar y ve al primo de

Ryan murmurar en el oído de su tía y los dos se sueltan a carcajadas. Los ojos de Aubrey se empiezan a hinchar. Luego ve a Ryan, quien a la vez ve a Aubrey con cara de asco. La música se detiene. Ryan apunta hacia Aubrey y todos los presentes se sueltan a carcajadas.

Aubrey despertó cubierta en sudar. Asusto a Ryan quien vio el dolor de Aubrey y la abrazó.

"Ya basta. Suficiente," ella dijo seriamente.

Agarro su teléfono y le marco al único, al Sr. Flaco.

¿Dónde Está el Sr. Flaco?

"¡Hola! Has contactado al Sr. Flaco, disculpa pero no puedo–"

Aubrey aventó su teléfono contra la pared.

"¡Demonios! ¿Dónde está este hombre?" Aubrey le gritó a Ryan.

"¿Quién?" Ryan voltio hacia Aubrey.

"Sr. Flaco."

"¿Tu antiguo entrenador?"

"Claro, ¿quien más?"

"¿Para qué lo ocupas?"

Aubrey se quedo callada.

Ryan estaba confundido y no tenia respuesta, pero intento contestarle, "No lo sé. Tal vez está ocupado. ¿Qué no hay ni un otro entrenador personal? Y ¿para qué lo ocupas? Te vez hermosa—"

"No es eso," dijo ella. "No tienes ni la menor idea, este entrenador es buenísimo."

"Yo sé. Te ayudo a perder el peso ¿correcto?"

"Fue más que unas solas libras. El me ayudo a encontrarme a mí misma. Me ayudo a pensar de manera diferente en mi condición física, mi vida y de mi misma. Le debo todo a este hombre."

Ryan le dio la espalda a Aubrey, se sentó y dijo, *"¿Ah, si?"*

"No es lo que piensas amor. El sabe que decir exactamente en el momento exacto."

Ryan se paró de la cama y se empezó a arreglar para irse a trabajar. "Bueno, ¿dónde está este famoso entrenador de las estrellas?"

Aubrey ignoró los comentarios de Ryan, "Yo no sé. Le trate de llamar. Primero llamé a su trabajo, pero el ya no trabaja ahí. Y después—"

"¿No te regreso la llamada?" Ryan sonrió.

"No," dijo Aubrey, dándose cuenta de que no había dejado ni un mensaje. Tampoco espero escuchar ninguna razón. "No, ya veo que no. ¿Vas a trabajar ahora amor? ¿En Sábado?"

"Tengo que ir a la oficina por unas horas. ¿Por qué no vas a buscar a tu hombre Flaco? Ve a ver si te pueden decir que le paso o si conocen a un Señor Delgadillo que te pueda ayudar."

"Ayyyy Ryan. No voy a ir a seguirle los pasos. Yo nunca haría eso. Eso es…horripilante."

Total Body Project

"Hola, bienvenida a Total Body Project," dijo el recepcionista con una felicidad inusual. "¿Cómo le puedo ayudar?"

Aubrey sonrió. Este era uno de los aspectos de Total Body Project que más le gustaba. Los trabajadores estaban realmente felices de trabajar ahí.

"Hola. Llame la otra vez y," Aubrey pauso, acordándose de cuando llamó y colgó, "y hablé con alguien acerca de sus membrecías. Yo antes venia aquí y era cliente del Sr. Flaco."

El muchacho voltio con cara de sorprendido, "¿Usted fue entrenada por *EL* Sr. Flaco?"

Aubrey estaba confundida. Recordó que todos los trabajadores de TBP tenían que entrenar con Sr. Flaco como requisito.

"A si es. El me ayudo a perder cuarenta libras. Pero, ¿El no te entreno a ti?" Aubrey volvió la mirada hacia el muchacho. "Tienes una condición física excelente."

"Ya quisiera. Sr. Flaco no ha entrenado en meses. Siempre está viajando y como él dice, 'esparciendo la buena palabra de la condición física.'"

Aubrey voltio entristecida, "Oh, entonces el no está aquí."

"No señorita, lo siento. Pero hay buenos entrenadores aquí que pueden ayudarla."

Aubrey miró al muchacho con una sonrisa sarcástica y le dijo, "No te preocupes. Gracias. Es que tengo una boda que se aproxima y entrené con él, y no quiero faltarle el respeto a los otros entrenadores, pero *él* es el mejor."

Aubrey sacó su teléfono y se le quedo viendo con una mirada fija, esperando que su teléfono le diera la respuesta. Una lágrima salió de su ojo y corrió por su mejilla.

"Señorita, lo siento mucho que Sr. Flaco no puede entrenarla. Pero tal vez considere entrenar con su prodigio."

"¿Su prodigio?" Aubrey se relajo un poco.

"A si es, el entreno con el Sr. Flaco por varios años, primero bajo su supervisión, luego a su costado y después el entreno a Sr. Flaco."

"¿Qué?¿Cómo? ¿Cuándo? ¿En serio? ¿Por qué?"

El muchacho sonrió, "Hasta la persona con la mejor condición física de el mundo ocupa alguien que lo entrene. Él le ayudo a entrenar para sus triatlones Ironman."

Aubrey se sintió avergonzada por no hacer la conexión, "Oh sí. Es verdad, los *Ironmans*. ¿Acaso es igual de bueno?"

"Pregunta la pregunta equivocada."

Aubrey le dio un vistazo al muchacho.

"La pregunta correcta es ¿Está disponible? Y ¿te querrá entrenar?" El muchacho agarró el teléfono.

Aubrey sonreía mientras intentaba escuchar la conversación. El muchacho se dio cuenta y se giró para darle la espalda a Aubrey.

Colgó y dijo, "El Mago dijo que a lo mejor."

"¿A lo mejor?" Aubrey dijo sorprendida. "¿A lo mejor? ¿Eso qué significa? Ocupo ayuda y la ocupo ahorita. Que no le dijiste que entrené con su maestro. ¿A lo mejor?" Aubrey empezó a levantar la voz.

El muchacho sin estremecerle con Aubrey dijo, "Si, a lo mejor."

Aubrey empezó a sacudir su cabeza. *A lo mejor. ¿A lo mejor? Tu, tu…¿qué no sabes quién soy yo?*

"Bueno, ni siquiera se su nombre," ella dijo.

"El Mago de Músculos, también conocido como El Mago," dijo el muchacho con un brillo en sus ojos.

"¿El Mago?" *Que nombre tan más menso.* "De acuerdo, ¿Cómo encuentro a este Mago?"

"Eso es sencillo," el sonrió. "Sigue el camino de baldosas amarillas."

Aubrey se soltó a carcajadas, "¿El camino de baldosas amarillas? ¿Qué? ¿Dónde está ese camino? ¡Ay Dios mío!"

El muchacho espero a que Aubrey parara de reír. Luego apunto hacia los pies de ella.

Ella voltio hacia abajo y se dio cuenta que estaba parado en el camino de baldosas amarillas. El camino le daba la bienvenida al gimnasio, era un tapete pequeño que representaba ladrillos pintados de baldosas amarillas y negras. El camino llevaba a los miembros dentro del gimnasio y a través de todas las instalaciones.

Aubrey sonrió avergonzada y dijo, "Sigue el camino de baldosas amarillas. Sigue el camino de baldosas amarillas."

"Sigue el Camino de Baldosas Amarillas," canto el muchacho.

"Sigue el Camino de Baldosas Amarillas," canto otro miembro del gimnasio.

"Voy a ver al Mago, al fantástico Mago de… Músculos," canto Aubrey empezando a marchar.

El camino era largo y daba vueltas alrededor del gimnasio. Parecía no tener fin. Empezó a caminar y se dio vuelta para darle gracias al muchacho, pero el desapareció, siendo remplazado por una muchacha con el mismo entusiasmo y el mismo físico que el muchacho. Las dos intercambiaron sonrisas y Aubrey siguió con su camino.

Sigue el Camino de Baldosas Amarillas

Aubrey estaba muy familiarizada con los gimnasios. Aubrey atendía clases de yoga, spinning y varias otras frecuentemente. Pero se sentía incómoda cuando entraba a un gimnasio nuevo. Se sentía narcisista, un mundo egotista donde la gente peleaba por el espejo. La gente parecía estar enfadada con ella, por el miedo que les fuera a robar espacio en el gimnasio. Hace un año ella había entrenado con el Sr. Flaco, pero el gimnasio y la gente eran diferentes. Mientras empezaba su camino, ella sintió que todo el mundo se le quedaba viendo y juzgándola. El gimnasio estaba lleno. Todo mundo se movía por algún motivo. *¿Por qué todos se me quedan viendo? Todos se ven muy bien. ¿Acaso soy la única que está perdida?* Aubrey se sintió como estudiante en escuela nueva, caminando sin motivo o razón, completamente perdida. Aubrey, de reojo, intentaba buscar a alguien conocido. Esos momentos se sintieron como una eternidad. Aubrey intentó refugiarse al baño.

"¿Aubrey?" dijo una voz familiar.

Aubrey volteo rápidamente. Sus ojos buscando de donde vino esa voz.

"Aquí abajo."

Aubrey volteo hacia abajo en el área designada para estirar. Ahí estaba—el amigo de Aubrey, el talentoso Maestro de la Responsabilidad, Miyagi Akira.

"Hola Miyagi, me da muchísimo gusto verte," Aubrey le dio un abrazo y un beso en la mejilla a Miyagi. "No tienes idea."

"Me da gusto que seas tú. No estaba seguro. ¿Qué haces por estos rumbos muchachita?"

"Bueno, gracias a ti y a los otros miembros del equipo, perdí el peso y, bueno, conocí a alguien," sonrojo Aubrey.

"Ah, ya veo. Felicidades, te vez genial," le dio un abrazo.

Aubrey agarro la grasa en la parte trasera de sus brazos, "Mi boda es en Cabo. Esto tiene que desaparecer."

Miyagi sacudió la cabeza y empezó a reírse.

"Pero el Sr. Flaco ya no está aquí. Yo debería de—"

"Ah, si... El legendario Sr. Flaco. Yo le debo mucho a ese joven muchacho," dijo Miyagi mientras seguía con sus estiramientos, estirando la parte interior de sus piernas.

Aubrey recordó que Miyagi había trabajado con el Sr. Flaco.

"¿Qué no fue tu entrenador?" ella empezó a imitar los estiramientos.

Volteo a ver su viejo anillo de bodas, luego vio a Aubrey, "El me ayudo con mi vida." La voz de Miyagi se estremeció. Vio que Aubrey estaba viendo su anillo de compromiso y escondió su mano.

"No quiero estar de chismosa, pero ¿cómo? ¿Cuándo?"

"Todo paso hace muchas lunas llenas. El fue el primer amigo que tuve en este país, bueno, desde que mi vida empezó de nuevo."

"¿Empezó de nuevo?"

"Yo no era el hombre que tu vez ahora. Era una sombra. Perdido."

Aubrey puso su mano suavemente sobre el hombro de Miyagi.

"Recuerdo el día como si hubiera sido ayer. Estaba desecho por la vida que tenía en Japón. Mi vida estaba en la ruina. Estaba en una nueva ciudad, sin amigos y sin esperanza. Obtuve un trabajo modesto. No lo disfrutaba. Pero lo necesitaba."

Aubrey quedo callada.

"No tenía idea hacia donde ir y mi artritis empeoraba cada día. Uno de mis compañeros de trabajo me dijo que tenía que inscribirme en un gimnasio muy especial. Dijo que el ejercicio me ayudaría con el dolor de mis huesos y a conocer a nuevas personas. Al principio no quise escuchar, pero no tenía otra opción a si que le di una oportunidad. La mejor decisión de mi vida."

Feo en el Exterior, Letal en el Interior

"Buenos días señor. "¿Cómo le puedo ayudar?" pregunto un joven Sr. Flaco.

"Buenos días muchacho. Es mi primer día y no tengo la menor idea como usar estas máquinas," dijo un joven Miyagi con un acento Japonés.

Sr. Flaco sonrió, "Usted ha venido al lugar indicado. Yo mismo le voy a ayudar y también me voy a asegurar que se sienta como en casa. Además, que obtenga buenos resultados."

"¿Qué no es usted muy joven?"

"Señor, estoy en mi último año de la universidad y le aseguro que el ejercicio es mi pasión. Le prometo que le voy a ayudar lo mejor que pueda."

Miyagi se sintió relajado. Sr. Flaco era joven pero su cara le daba confianza. Su pasión era obvia. "¿Esta seguro que me puede ayudar? Míreme. Estoy viejo...muy viejo."

"Todos tenemos que empezar en algún lado y usted no se ve...tan mal. Sí se ve un poco mal, pero no *tan* mal."

Ambos se rieron y caminaron hacia el área de estiramiento.

"Primero lo primero. ¿Cuáles son sus objetivos?" Sr. Flaco le dio un portapapeles a Miyagi.

"¿Objetivos?"

"Si, como, ¿qué quieres lograr? Con el ejercicio."

"Oh, ya veo. Bueno, joven, primero quiero aprender las máquinas." Se levanto la panza y la dejo caer, "Después, quiero perder la panza, está muy grande, y estas llantas, a sacarle el aire. Tu escribe un nuevo cuerpo para este viejo."

"Bueno, señor, esa es una meta, un cuerpo nuevo," Sr. Flaco guiño. "Póngase de pie por favor. Vamos a checar la grasa en su cuerpo."

"¿Mi qué? Ya le dije joven, soy pura grasa, no necesito prueba," Miyagi sonrió mientras se levantaba.

Sr. Flaco soltó una risa y continuó. "Hay muchas maneras para medir su progreso. La grasa en su cuerpo es una, y una muy importante. Nos cuenta una historia que el peso, medidas y fotos no pueden."

Miyagi vio al Sr. Flaco.

"La grasa del cuerpo es lo feo en tu cuerpo que te hace ver gordo," le dijo Flaco mientras pellizcaba detrás del brazo de Miyagi. "Hay tres capas en el cuerpo que tenemos que entender. Primero hay una capa de musculo. Esta capa es solida y tú la puedes controlar. Después del músculo se encuentra la piel. Debajo de la piel es donde la grasa extra se almacena. La grasa de el cuerpo es viscosa, como un bombón, que hace que tu cuerpo se vea, en términos sencillos...como bombón derretido."

Miyagi se agarro la panza, "¿Y qué tal la panza? Mucha grasa aquí."

"Es cierto, hay demasiada grasa ahí. Adentro de el estomago, cubriendo los órganos se encuentra la grasa visceral. La grasa letal. Es muy difícil medir la grasa visceral, pero el exceso de grasa en el cuerpo y la grasa visceral son muy similar."

Miyagi analizaba el estomago en el espejo.

"Grasa fea en el exterior, grasa letal en el interior," Sr. Flaco sacó sus herramientas para medir la grasa. "Con un pellizco aquí, puedo calcular cuanta grasa tiene debajo de la piel. Y por ende, que porcentaje de grasa tiene su cuerpo."

Sr. Flaco checo la grasa por enfrente y por detrás del brazo de Miyagi. El escribió que tan grueso. Después checo la grasa en su estomago y espalda.

"Sumo estos cuatro números, checo el total con mi tabla que tengo aquí y voila."

"Oficialmente gordo, gracias joven," se burlaba Miyagi. "Yo estoy gordo porque estoy viejo. Cuando era joven, no estaba gordo."

"Lo siento señor, pero eso no puede ser más falso. La edad no tiene nada que ver con el metabolismo, o en su caso," Sr. Flaco guiño. "Niveles de grasa."

Miyagi examino al Sr. Flaco, "¿La edad no importa?"

"No señor. Lo que pasa es que la gente de edad avanzada pierde músculo y tienen menos actividades físicas. Pero el cuerpo siempre convierte calorías a energía de la misma manera. El metabolismo se mantiene igual."

"¿En serio?"

"Mitología del Ejercicio," Sr. Flaco apuntó a su tabla. "Por lo que podemos ver, usted tiene treinta por ciento de grasa corporal, lo cual es malo para su edad, y cual quiera edad. Tener un alto porcentaje de grasa corporal significa que su cuerpo tiene más grasa. Entre más bajo sea el número, lo más ajustado, mejor condicionado su cuerpo se va a ver. Si usted quiere un estomago marcado, brazos fuertes, usted tendrá que reducir su grasa corporal."

Miyagi sacudió su cabeza, "Deja veo si entiendo. Si quiero el estomago marcado como Bruce Lee, ¿cuántas sentadillas tengo que hacer?"

"No funciona asi señor. Eso es *completamente* falso. La gente siempre pregunta cómo puede perder la grasa en su estomago. Otros preguntan por los brazos y otras por sus nalgas," dijo Flaco mientras se agarraba varias partes de su cuerpo.

"Desafortunadamente, es un problema genético. Cada persona es diferente y almacena la grasa extra en diferentes partes. En otras palabras, el primer lugar donde ganas la grasa, es el último lugar donde la vas a perder. Eso no lo podemos controlar. Pero podemos reducir su grasa corporal en general. Eso lograra que todo se vea mucho mejor."

"¿Pero que es grasa?"

"Eso es complicado. Grasa se refiere a los lípidos, macronutrientes nutricionales. También se refiere a la grasa que necesitamos en el cuerpo."

"Pero, ¿Cómo nos hacemos gordos?"

"Esa respuesta es sencilla, no importa lo que le diga la gente. Siempre ha sido cuando las calorías ingeridas exceden las calorías quemadas. Sencillo, y siempre cierto."

Miyagi se veía confundido.

"Significa que cuando usted come más comida que la que su cuerpo necesita. Muchas comiditas deliciosas," Sr. Flaco se frotaba el estomago. "La Ley de Conservación de Energía siempre sale triunfando. Cualquier carbohidrato extra, grasa, o proteína es almacenada como grasa, hasta que quemamos esa energía extra. Si usted come mucha comida para su cuerpo, la comida extra se convierte en grasa y es guardada en varias partes de su cuerpo.

Miyagi movió la cabeza lentamente en acuerdo.

"Usted ve, Miyagi, es como recolectar madera para un fuego. Usted necesita suficiente madera para que el fuego dure toda la noche. Usted empieza a recoger madera, pero no está seguro cuanta ocupa exactamente. Usted se asegura obtener más de la suficiente. Después empieza el fuego."

Miyagi otra vez acordaba con su cabeza.

"La madera se quema durante toda la noche. Luego llega el amanecer, pero ¿qué hace con la madera que sobra? Usted tiene que guardarla. ¿Pero dónde? En la cabaña. La siguiente noche va a agarrar más madera. Otra vez no usa toda, así que la almacena, etc. Toda esa madera es energía extra. Todavía no es utilizada," Sr. Flaco dijo.

"Hmm, así que soy una bola de energía, una gran bola de energía."

"Ja ja. A sí es señor. Una gran bola de energía que no ha sido utilizada. Ahora ocupo que ponga sus brazos sobre su cabeza, mire el espejo y mueva hacia abajo y hacia arriba."

Miyagi levanto los brazos y poco a poco hacia sentadillas hacia arriba y hacia abajo, con una mirada confundida.

"Estoy haciendo un examen de su cadena cinética, la cual checa la forma en que su cuerpo se mueve. Todos los cuerpos se mueven de maneras distintas. Todos nos movemos diferentes, no porque tenemos diferentes músculos, pero porque nuestros músculos son de diferentes tamaños."

Miyagi se rascó la cabeza.

"El cuerpo ocupa moverse de forma adecuada para tener un buen desempeño. Un cuerpo que no se mueve de forma adecuada tiene mucho riesgo de lesiones." Sr. Flaco caminaba alrededor de Miyagi mientras hacia las sentadillas. "Hmm, okay. Okay, puede descansar."

"¿Qué está escribiendo?"

"Por lo que puedo ver tengo que preguntar. ¿Usted tiene dolor en su rodilla izquierda, cuello, y espalda baja?"

"Si, ¿Cómo sabe? ¿Por mis sentadillas?"

"Cuando el cuerpo no se mueve de forma adecuada, es porque los músculos tienen diferentes medidas. Los músculos conectan a los huesos lo cual altera el movimiento de una manera negativa."

"¿Y eso es malo?"

"No necesariamente. Pero la pregunta aquí no es si es bueno o malo. Es mas de cómo se mueve tu cuerpo y que podemos hacer para ayudarlo. Ocupamos que sus músculos sean del mismo tamaño. Imagínese un esqueleto sin músculos. Esa es la postura perfecta. Y también es como el cuerpo se siente más cómodo. Teniendo músculos del tamaño adecuado le va ayudar a tener un mejor desempeño, ayudando a quemar más calorías durante sus ejercicios."

"Si. Quemar más."

"Mire," Sr. Flaco le movió la rodilla de Miyagi hacia adentro y hacia fuera, "cuando la rodilla se mueve hacia adentro, nos dice, que el músculo interior está muy apretado. Y el músculo exterior es muy débil. Para arreglar esta rodilla, tenemos que estirar el músculo que esta apretado, para hacerlo más largo, y fortalecer el músculo débil, para hacerlo más corto."

Miyagi agarró sus rodillas, "pero ¿por qué? ¿cómo?"

"Problemas con su postura resultan por estar en la misma

posición por mucho tiempo. Nuestros músculos se desarrollan en diferentes medidas, lo cual causan problemas con nuestra postura. Eso no es normal. Las deviaciones resultan en varias medidas de nuestros músculos que son erróneas. Afortunadamente, existen estiramientos que nos ayudan a arreglar esto."

"Hay esperanza."

"Nosotros nos vamos a encargar de todo. Ahora póngase de lado," Sr. Flaco agarró los hombros de Miyagi y lo giró. Tomó una foto de Miyagi y se la enseño.

"Oh no, ¡parezco extra-terrestre!"

Problemas Posturales,
por Aquí, por Allá, por Fin

"Bueno, eso sí, la cabeza de extra-terrestre es el problema más común," dijo Sr. Flaco. "Los flexores cervicales significa que los músculos del cuello están muy apretados. Esto hace que tu cabeza este fuera de lugar como extra-terrestre. Es causado por estar sentado por largos periodos de tiempo. Esta misma condición causa aproximadamente el setenta por ciento de los dolores de cabeza. Esta condición es muy fácil de prevenir."

Miyagi empezó a mover su cabeza hacia delante y hacia atrás. Sr. Flaco agarró los hombros de Miyagi y se los apretó hacia atrás.

"Otro problema muy común con nuestra postura son los hombros hacia delante. En este caso, los músculos del pecho están apretados. Esto hace que movamos los brazos hacia delante como gorila. Para arreglar esto, tenemos que estirar los músculos de el pecho y reforzar los músculos de la espalda."

Miyagi miró su costado en el espejo, movió sus hombros hacia atrás y los dejo caer hacia delante, seguido por un gran suspiro.

"No te preocupes Miyagi, juntos podremos corregir esta situación, y las otras dos también," dijo Sr. Flaco mientras le daba una palmada en la espalda.

"¿Otras dos? ¿Otras? Soy todo un desastre," Miyagi miraba con cara de angustia.

"El siguiente problema con tu postura es tu espalda inferior que está formada como arco. La mayoría de la gente que es sedentaria sufre de problemas en la espalda inferior, lo cual puede prevenir ejecutar varios estiramientos de la forma correcta. Esta tensión ocurre cuando uno se sienta por largos periodos de tiempo. Esta posición estática causa que los músculos de la cadera y espalda inferior se pongan tensos. Cuando los músculos de la cadera están tensos, jalan la pelvis hacia delante, causando un arco en la espalda. El dolor empieza en la espalda inferior."

Miyagi se agarraba la parte inferior de su espalda.

"Aquí, los causantes de la tensión en los músculos son la caderas, la espalda, y los muslos."

"Entonces, ¿con los estiramientos se arregla?"

"Exactamente señor. Acuéstate de espalda y detén tus piernas derechitas por favor," decía Sr. Flaco mientras le levantaba una pierna a Miyagi. "Okay, parece que—"

"¡Ouch!" Miyagi quito la pierna de inmediato.

"Aproximadamente treinta grados de flexibilidad. No bueno. Queremos por lo menos noventa grados. Esto es probablemente lo que está causando el dolor en tu espalda."

Miyagi se empezó a sobar la pierna.

"Póngase de pie por favor. Déjeme ver sus pies." Sr. Flaco empezó a dar vueltas alrededor de Miyagi con su porta papeles. "Claro, un clásico ejemplo de pies rotados hacia el interior."

"¿Qué?"

"Pies de pato. Tus pies se mueven hacia afuera como si fueran de pato. No te preocupes. Es un problema mínimo, pero puede dañar tus rodillas," dijo Sr. Flaco. "Este problema es fácil, ocupamos estirar tus pantorrillas y el trasero."

"¿Mi trasero?"

"Parece derecho por favor. Ahora mueve tu pie hacia fuera, y luego hacia dentro."

Miyagi movió sus pies como un parabrisas.

"Ahora, pon la mano en tu trasero.

"¿Qué? ¿Qué? ¿Mande? No."

"Discúlpeme, quise decir que agarre el músculo que activa su trasero. Los glúteos máximos," Sr. Flaco agarró su trasero con ambas manos y empezó a mover sus pies hacia dentro y hacia fuera. "Estoy intentando enseñarle cómo funcionan sus músculos y como este problema en sus pies es causado por los músculos acortados en su trasero."

"¿Acortados?"

"La extensión de sus músculos es muy corta. Estirar hace los músculos más largos. Deje le demuestro." Sr. Flaco se quito la toalla que traía en sus shorts y la puso en el suelo. Después puso una pesa ligera en cada lado.

Miyagi se acerco.

"Podemos decir que estas dos pesas representan dos huesos de tu cuerpo, y la toalla es el músculo que enlaza ambos huesos." Puso la toalla plana en el piso. "Cuando la longitud del musculo es adecuada, los dos huesos están aquí."

Miyagi aprobó.

"Pero, ¿qué pasa cuando el músculo se estira o se acorta?" Empezó a atar nudos en la toalla para acortar la medida y separar una de las pesas. Después agarro la pesa que se había separado y la acerco hasta que estuviera tocando la toalla de nuevo. "Puedes ver aquí, los músculos con nudos se convierten más cortos lo cual influye que los músculos se acerquen. Como los hombros del gorila, los músculos de el pecho empujan los huesos de los hombros hacia adentro y—"

"Fregado, pecho de gorila."

"Hay dos formas de alargar los músculos," Sr. Flaco volvió a tomar la toalla con nudos. "Primero tenemos que estirar." Sr. Flaco estiró la toalla, regresando la toalla a su tamaño original. "Después, tenemos que desenrollar los nudos." Empezó a desenrollar los nudos con su pluma. "Ocupo enseñarte los estiramientos adecuados para tu cuerpo."

"Yo conozco varios estiramientos de Japón," Miyagi intento tocarse los dedos de los pies con poca suerte.

Sr. Flaco lo observaba, "Esa es una variación para estirar los muslos posteriores. Hay miles de *variaciones* del mismo estiramiento. Los músculos solo pueden ser activados de una manera, lo que significa que nomas pueden ser estirados de una manera. Cada músculo empieza en un hueso y termina en otro."

"Sigue joven."

"Para estirar correctamente tenemos que estirar el músculo hacia donde se sienta incómodo por treinta segundos. El punto es el último lugar donde no hay dolor. Créeme, rápido te darás cuenta cuando pases este punto," Sr. Flaco sonrió. "Este proceso destruye las partículas diminutas de los tejidos que conectan los músculos, lo cual logra que se alarguen los músculos."

"Me gusta este punto feliz. ¿Cuántas veces tengo que pasar este punto?"

"Tú tienes que estirar tres veces al día. Idealmente por la mañana, antes de hacer ejercicio, y antes de dormir." Sr. Flaco se fue y regreso con un rodillo de espuma.

"¿Y eso? ¿Qué es?"

"Es un rodillo de espuma." Sr. Flaco volvió a sentarse en el piso y arrugó la toalla. Volvió a conectar las pesas con la toalla. La toalla estaba cubierta con nudos. El empezó a mover el rodillo sobre los nudos hasta que la toalla quedo completamente plana en el piso.

Miyagi observaba con atención.

"Usar este rodillo de espuma es otra manera de hacer tus estiramientos. Es muy parecido a los masajes, deshace los nudos de los músculos. Un rodillo de espuma actúa como una aplanadora que convierte el pavimento plano. Empezamos por los músculos más problemáticos. Ven siéntate aquí," Sr. Flaco puso la pantorrilla de Miyagi en el rodillo de espuma, "Ahora, prepárate por que esto puede—"

"Ooouuuch!"

Muerte por Espuma

Miyagi arrancó su pierna de las manos del Sr. Flaco y sobo su músculo.

"Doler. Lo siento Miyagi, pero tenemos que eliminar esos nudos. Están haciendo daño a tus rodillas. Tu cuerpo no está funcionando de la manera adecuada, y por eso el dolor. Un cuerpo que no se mueve de forma adecuada, es un cuerpo propenso a lesiones."

"Como no," Miyagi puso su pierna lentamente en el rodillo de espuma. "Pero, no me gusta."

Sr. Flaco siguió masajeando la pantorrilla de Miyagi con el rodillo de espuma.

"¿Qué causa los nudos?"

"Para ser honesto, señor, son causados por muchas razones. La respuesta exacta es complicada. Falta de movimiento, movimientos repetitivos, etc. Nadie sabe, lo importante es deshacerlos. Como el tráfico, no importan como empezó. Lo único que necesitamos es hacerlo desaparecer."

"¿Lo puedo hacer yo solo? ¿O necesito al Señor Dolor?" apunto al Sr. Flaco.

"Ja ja. Claro que no. Todo lo que usted ocupa hacer es encontrar el punto donde existe dolor. Cuando lo encuentres, sostén la presión hasta que el dolor disminuya setenta por ciento. Deje le aviso, el rodillo de espuma va a doler, es un masaje profundo."

"Ahora me avisas," Miyagi seguía sobando su pierna.

"Con el uso continuo, el dolor desaparecerá. El dolor representa soldaduras en el músculo. Este dolor causa que el músculo no esté tan tenso y el músculo se reacomoden. Es como si removieras un carro que está obstruyendo el tráfico. Los carros fluyen, se mueven sin problemas, pero un si un carro se queda atorado en medio, puede detener todo el tráfico. Nudos son como carros parados. Detienen el desempeño causando malos movimientos. Estos movimientos pueden causar muchas lesiones."

Pasando el Punto Feliz

"¿Cuáles eran los estiramientos?" interrumpió Aubrey.

"¿Mande? Oh, sí," Miyagi regresó a la realidad.

Miyagi le enseño todos los estiramientos a Aubrey.

"Recuerda, Aubrey, las veces y el momento del día en que haces tus estiramientos importa. Estirar antes de tu ejercicio ayudará a tu cuerpo a estar listo para moverse. Estoy también te ayudara a prevenir heridas y lesiones ya que tu cuerpo estará listo. Estirar después del ejercicio también ayuda por que cuando la temperatura de tu cuerpo esta elevada, también tu flexibilidad se eleva. Y puedes estirar más que tu punto feliz."

"Oh sí. El punto feliz. Oh sí, siempre soy mucho más flexible después de mi ejercicio," dijo Aubrey mientras imitaba los estiramientos de Miyagi.

"Mija, te he enseñado varios estiramientos, pero recuerda, soy solo un viejo," se rió. "Los estiramientos tienen que ser personalizados de acuerdo a tu cuerpo."

"Por el Mago.

"¿El Mago?"

"A sies, el Mago de Músculos, ¿cierto?"

Miyagi se detuvo por un instante, "Oh si, el Mago. Ya veo, si."

Aubrey se vio en el espejo de lado. "Por lo que veo, lo que más me falta es mi cuello de extra-terrestre y mi espalda baja. Digo, me gusta que resalten mis nalgas y usar tacones, muy altos, pero yo creo que eso no me ha ayudado. Cuando estaba en la prepa hacia estos estiramientos. ¿Serán buenos?" Aubrey se sentó en el piso y se empezó a retorcer como lombriz. Sus ojos confundidos se enfocaban en Miyagi.

"Querida, recuerda que el músculo nomas se estira de una sola forma, pero hay muchas variaciones. Esa es una, claro rara, pero de todos modos es sola una manera."

"Entonces, ¿tú dices que estos estiramientos mi ayudaran con mis hombros de gorila?"

"Los estiramientos para corregir tu postura hacen exactamente lo que el nombre indica. Corrigen tu postura," Miyagi exageraba su postura perfecta.

"¿Y ya no más dolor de espalda y cuello?"

"No, y hasta mi artritis ha mejorado."

"No puede ser. Perdón Miyagi, pero mi padre es igual de viejo que usted, digo, más maduro, y lo quiero ayudar pero ni si quiera sé que es artritis."

"No pues gracias, no me sorprende. La mayoría de la gente no sabe," le dijo. "Existen dos tipos de artritis: artritis ósea, y artritis reumatoidea. Ambas tienen que ver con inflamación en las coyunturas. A mi edad, tengo la suerte de tener ambas."

Aubrey sonrió.

"Artritis ósea es una degeneración en el cartílago de las coyunturas. El cartílago se gasta y no tiene protección. Artritis reumatoidea es diferente. Es a causa de una falla del sistema inmune. Por error, el cuerpo empieza a atacar su propio cuerpo, causando una inflamación."

Aubrey acordaba con la cabeza, pero su mirada reflejaba algo de confusión.

"Entiendo mija, es muy confuso. ¿Sabes cómo funcionan las coyunturas y los huesos?"

Aubrey lentamente dijo. "Huesos… ¡pues claro!" empezó a recitar de memoria, "El hueso de la rodilla está conectado al hueso del muslo. El hueso del muslo…"

Miyagi comenzó a reír.

"Pero las coyunturas son… ligamentos, no tendones, ummm," Aubrey empezó a mover el codo hacia enfrente y atrás.

"El hueso de la rodilla, del muslo y todos los huesos son tejidos musculares que están vivos."

"¿Tejidos musculares vivos?"

"Vivos, y como los músculos, tienen que ser estimulados para que puedan crecer. Los huesos están en constante crecimiento. Imagínate como si fueran las vendas de una momia. Entre más los envuelves alrededor, lo más fuerte es el hueso. Los huesos están constantemente regenerándose. Siempre están estirándose o encogiéndose," el explico.

"¿Cómo? Bueno, yo quiero que los míos crezcan," ella empezó a doblar su rodilla.

"Hacer ejercicios con resistencia provee la fuerza externa necesaria para que el hueso crezca. Se convierten más densos, más fuertes, como las vendas de la momia."

"Es por eso que… no estoy diciendo que estés viejo, pero, ¿por eso te ves joven?" preguntó Aubrey. "La gente vieja se cae y se estrellan en mil pedazos"

"Tristemente a sies. Pasa muy seguido, sobre todo con mujeres de edad avanzada. Sin las fuerzas externas en los huesos, los huesos se convierten muy débiles, lo cual causa osteoporosis. Es falta de densidad en los huesos."

"Interesante."

"Y si, las coyunturas son ligamentos."

"Eso pensé," sonrió Aubrey.

"Y tendones."

Aubrey se vio confundida.

"La coyunturas es donde los huesos se conectan uno al otro. Cuando dos huesos se conectan, el cartílago actúa como una almohada para el hueso—colchón para los huesos. Los tendones son como anclas, empiezan en el músculo y se conectan al hueso. Los ligamentos funcionan como eslabones de cadena, se conectan de un hueso hasta otro. Los tendones y ligamentos proveen estabilidad con poca flexibilidad. Las almohadas, anclas, y cadenas se unen para crear una coyuntura fuerte y flexible."

"Increíble."

"Todo eso me ha ayudado a mejorar mi cuerpo. Sr. Flaco ayudó a que mi cuerpo sanara y se sintiera bien de nuevo. Pero el verdadero cambio fue aquí," Miyagi se dio palmadas en el pecho. "Mi alma por fin se curó."

"De acuerdo. Al parecer esa es su especialidad."

"Querida, mi historia es muy diferente. El tsunami pasó y destruyo mi casa. Mi esposa se fue poco después. Mi vida estaba en la ruina."

"No puede ser, lo siento mucho Miyagi. Eso es terrible. Espera, ¿El tsunami? ¿El tsunami de hace cuarenta años? ¿Qué edad tienes? Te miras fantástico."

"Ja ja. Gracias linda. Soy muy viejo, pero afortunadamente, el ejercicio me ha mantenido joven."

"Ya veo que es verdad. Te ves como, digo, te ves excelente para tu edad."

"Gracias. Si, el ejercicio se ha convertido en una rutina de mi vida. Disfruto mucho la energía, menos grasa, y la confianza. Pero cuando Sr. Flaco me dijo que el ejercicio ha sido científicamente comprobado a mantenerte joven, me comprometí cien por ciento. Tan poco como treinta minutos de ejercicio moderado tres veces a la semana te puede ayudar a aparentar por lo menos diez años más joven. Eso significa que tu piel se ve más joven, menos canas, y no hay necesidad para la pastillita azul. Encontré la fuente de la juventud," apuntó hacia el aire.

"Si, yo necesito todo eso. Menos la pastillita azul," dijo Aubrey avergonzándose. "Una Aubrey mejor, y más joven ahí viene. Pero perdón, discúlpeme. Me quede atorada hablando de mi misma. ¿Qué paso?"

"Oh sí, eso." Miyagi agachó la mirada. "Recuerdo ese día."

Amiguitos Felices

"Felicidades Miyagi, lo has logrado. Has perdido veinte libras y tu grasa corporal esta en un buen rango. Tus dolores han desaparecidos y tu artritis está bajo control. Estoy muy orgulloso de ti," Sr. Flaco dijo.

"Si, pero se te olvida algo."

Sr. Flaco vio a Miyagi, "¿se me olvida algo?"

Miyagi volteo hacia el corazón de Sr. Flaco, "Me regresas la felicidad de nuevo. Me regresas la vida, el propósito, mi alma está curada."

"Gracias, pero eso no tiene nada que ver conmigo. Lo único que hice fue enseñarte el poder del ejercicio. El ejercicio crea endorfinas. Endorfinas son los pequeños amiguitos felices que viven dentro de nuestro cuerpo. Su misión es hacernos sentir felicidad. La mayoría del tiempo están dormidos, pero cuando tenemos una buena sesión de ejercicio, vuelvan a la vida y se siente... ¡excelente!"

"Si, si, entiendo. El ejercicio me hace sentir bien. Pero es mucho más que eso. Es acerca de la vida, mi vida," dijo Miyagi mientras volteaba la mirada.

Sr. Flaco estaba confundido, "Bueno, gracias a la reducción de la ansiedad y la depresión, el ejercicio puede ayudarnos dramáticamente en el área de auto-valoración. La salud y la felicidad van pegadas de la mano."

"Si, si, el ejercicio es bueno. Bueno para mí, bueno para ti, bueno para todos. Pero tú me ayudaste a sentirme completo de nuevo," Miyagi apuntó al corazón de Sr. Flaco. "Tú hiciste eso. Tú creíste en mí cuando nadie creyó en mí. Cuando se fue mi esposa, caí en una depresión fatal. Mi vida se derrumbo. Pero ahora encuentro propósito, encuentro vida, encuentro Miyagi."

Aubrey estaba fascinada con la historia de Miyagi.

"Discúlpame Aubrey. Te estoy robando todo tu tiempo." Se limpio las lágrimas de los ojos.

"Espera, espera. ¿Qué? ¿Qué paso?"

Miyagi le dio una palmada en la espalda, "Encontré confianza. Confianza en mí mismo. Renuncie a ese maldito trabajo y empecé mi propia compañía."

Aubrey sonrió. "Y después me explicaste los beneficios de formar una Alianza de Responsabilidad."

"Eso sí. Yo le debía mucho a Sr. Flaco y también quería estar involucrado en los ámbitos del ejercicio."

"¿Conoces mucho acerca del Mago?"

"¿Mago?" los ojos de Miyagi se empezaron a mover. "Oh sí, todos estamos familiarizados con ella."

"¿Ella? Quieres decir el."

"Ella," respondió Miyagi.

Bien y Apretadito

"¿Que paso?" dijo Aubrey. "Yo pensé que el Mago era un muchacho joven. Hombre, digo muchacho. Del sexo masculino."

"Lo dudo, pero le puedes preguntar cuando la conozcas," contesto Miyagi. "Lo siento Aubrey, pero tengo que terminar mis ejercicios cardiovasculares y ni siquiera he empezado." Le dio un abrazo.

"Chin, ahora estoy buscando a un Mago, quien puede que sea hombre o no, y quien puede que me ayude o no. Se aprovechan de mi nobleza."

"La encontrarás. Sigue por El Camino de Baldosas Amarillas. Mantén tus ojos y oídos listos querida," dijo Miyagi. Le intento dar otro abrazo a Aubrey.

"Espera, antes de que te vayas, ¿me puedes ayudar con unos ejercicios cardiovasculares? Ocupo quemar grasa de estos chamorros."

"Ja ja. Tu bien sabes, que enfocarte en una sola parte del cuerpo no funciona. ¿No te acuerdas de las Analogías Poderosas del Sr. Flaco?"

"Sí recuerdo. Pero ¿qué tal si me enfoco mucho en mi estómago, brazos, y pompis? Digo, tiene que ayudar, ¿correcto?"

"No. Tus brazos, estomago, y pompis serán más fuertes, pero la capa de grasa viscosa seguirá ahí. Fuerte como un toro, pero las piernas seguirán siendo como aguadas. Comida, comida, comida, y un déficit en tus calorías te ayudaran a cumplir tus metas. No enfocarte en partes del cuerpo. Es Mitología del Ejercicio."

"Lo sé, lo sé." Aubrey bajó la mirada. "Es que desde que empecé a hacer ejercicio con Sr. Flaco, siempre hablábamos de la comida. Siempre me decía que me tengo que convertir en un arquitecto de mis decisiones en mis comidas. Tengo que fortalecer mi mente primero y después el cuerpo. Pero nunca me enseño las cosas más avanzadas."

"Eso es lo *más* importante. Sí no puedes controlar tu mente y tomar buenas decisiones con tu dieta, esas cosas avanzadas no importan."

Empezaron hacia las caminadoras.

"Oh sí. Es hora de que quede bien y apretadita. ¡Ay qué asco! Odio cuando la gente deja todo su cochinero en las maquinas. ¡Yuck!"

Aubrey agarró una toalla y empezó a limpiar el sudor de las maquinas. Después prendió la caminadora.

Miyagi hiso lo mismo.

"¿En qué velocidad le pongo? ¿Cuánta inclinación? ¿Qué pulso ocupo? ¿Cuál opción quema más grasa? ¿Las montañas? Personalmente, me gusta al azahar, e intentar—"

"Despacio Aubrey, despacio. Primero que nada, ¿Qué es cardio?"

Aubrey pauso, "Cardio es lo que haces para quemar grasa, y hay muchas maneras de hacerlo, como cardio en ayunas, HITT, intervalos, y lo quieres hacer despacio por que quema más grasa, y, y—"

"¿Todo esto lo lees en revistas?"

"¡No!" Aubrey sacudía su cabeza. "También en Instagram, Facebook, en el trabajo, y mi amigo que era entrenador de futbol." Aubrey se preparó para el regaño.

Miyagi respiró profundamente, "¿Y esas personas tan si quiera tienen buena condición física?"

"Umm, no todos."

"Regla numero uno. Nunca tomes consejos acerca del ejercicio si las personas están peor que nosotros."

Aubrey se empezó a reír. "Es verdad. No sé por qué sigo haciendo eso. A lo mejor es porque es confuso, y parece que todo mundo tiene una recomendación diferente acerca del cardio. Como pulso máximo o mínimo. No lo entiendo para nada."

"Y no tienes que entenderlo."

"¿Mande? Yo pensé que eso importaba."

"No importa. Tu lo que ocupas es hacer las cosas más simples antes de hacerlas más complicadas. Tienes que comprender las reglas básicas y el resto seguirá."

"Que quieres decir," contestó Aubrey.

"La palabra cardio significa corazón. A sique, lo ejercicios cardio-respiratorios o cardio-vasculares significan..." miro a Aubrey.

"Oh, um, ejercitar tu corazón," dijo Aubrey. "¿Cierto?"

"Tu corazón es la maquina que abastece todo tu cuerpo. El corazón es un músculo. Abastece la sangre por todo tu cuerpo. Si tienes un corazón débil, tu corazón tiene que trabajar más duro para poder surtir sangre a todo tu cuerpo," Miyagi se daba palpadas en el pecho. "¿Sabes cuál es tu pulso cuando estas descansando?"

"No."

"Tu pulso cuando estas descansando es el pulso que tienes cuando descansas."

Aubrey se pegó en la frente, "Pues claro."

"Lo tienes que checar en cuanto te levantes. Antes de cualquier movimiento o cualquier suplemento nutritivo. Encuentra tu pulso, mira un reloj y cuenta las palpitaciones por minuto. Este número se conoce como HBM. HBM mide la fuerza del corazón. Entre más bajo tu pulso, más fuerte tu corazón."

"¿Qué? ¿Por qué?"

"Para y piensa. El corazón abastece la sangre por todo tu cuerpo. Un corazón fuerte requiere menos esfuerzo para abastecer la sangre. Un corazón débil necesita trabajar más duro. Ocupa trabajar más haciendo que el pulso incremente para abastecer la sangre hacia dentro y fuera."

"Oh ya veo."

"Ya que el corazón es un músculo, entre más incrementes tu cardio, tu corazón se fortalecerá. Es como si trabajara más efectivamente. Imagínate que estas tratando de llenar una llanta con una bomba de aire. Con una bomba de manos tienes que trabajar duro para llenar la llanta de aire. Pero una bomba más fuerte, como la que funciona con los pies, abastece más aire con menos esfuerzo," Miyagi empezó a trotar.

"¿Cómo incremento mi cardio? ¿Y me ayudará a deshacerme de estas?" Se empezó a agarrar las lonjas.

"Cardio es muy importante para fortalecer el corazón, ¿pero para perder peso? Otra vez estas equivocada."

 "No digas."

"A si es, disculpa que te este dando las malas noticias y que este hablando mal de tu página de internet favorita. Para perder peso, cardio solo cuenta por cinco a siete por ciento de tu meta."

"No puede ser. Mi amiga corre y dice que cada vez pierde peso," Aubrey empezó a trotar.

"Mira Aubrey, lo que la gente dice y lo que hacen son cosas muy diferentes. Yo te estoy diciendo la verdad. Yo se que tus amigos corren y pierden peso, o cualquier otra cosa que les quieras creer. Pero si crees que el cardio por si mismo se deshará de la grasa, estas totalmente equivocada."

"He perdido tanto tiempo haciendo cardio. No sabía que no era importante."

"Nunca dije que no es importante. Dije que, en lo que cabe acerca de perder peso, es una de las cosas menos significantes. Cardio tiene que ser parte de tu vida. Mantiene tu corazón fuerte. Estoy seguro que ambos estamos de acuerdo que necesitamos nuestro corazón."

"De acuerdo, ocupamos nuestro corazón," sonrió Aubrey. "¿Crees que sea importante enfocarme en el pulso adecuado mientras hago cardio?"

"Encontrar un pulso adecuado te ayudará a forzar tu corazón. El pulso adecuado varia depende de tu edad y es una buena manera de medir que tan saludable esta tu corazón. Pero casi siempre puedes tener los mismo resultados con la prueba del habla."

"*¿Prueba del habla?*" Aubrey volteo hacia Miyagi. "Yo platico como perico, pero no progreso nada."

Miyagi paro su caminadora y empezó a subir la velocidad y elevación de la caminadora de Aubrey. "La prueba del habla."

La caminadora se empezó a elevar, y Aubrey tuvo que empezar a correr más rápido.

"La-la pru-prueba del ha, ha-bla," dijo Aubrey mientras regresaba la caminadora a la velocidad normal.

"El pulso adecuado es cuando apenitas puedes hablar. No cuando puedes tener una conversación. Esto nos asegura que tu corazón está recibiendo el ejercicio adecuado."

Aubrey se bajo de la caminadora y trato de controlar su respiración, "Espera, ¿ese es *el Sargento Dan?*"

La Nación Narcisista: Selfie por Favor

Aubrey vio que el sargento estaba en el área de levantar pesas. Estaba gruñendo mientras levantaba las pesas y sudaba profundamente. Estaba usando unos audífonos gigantes y una cachucha sucia que le tapaba sus ojos.

"A si es, es Sargento Dan, pero si yo fuera tu, no lo interrumpiría."

Aubrey ignoro su comentario y se bajo de la caminadora. "Fue genial verte de nuevo Miyagi. Muchas gracias por toda la información, me ayudó bastante."

"Fue un placer querida. Estoy seguro que si tratas fuertemente, encontraras a quien buscas."

"Eso espero. Lo necesito," se despidió con las manos mientras seguía caminando en el Camino de Baldosas Amarillas.

Oh-oh, no el cuarto de pesas, pensó Aubrey. *El cuarto que fue creado para los presumidos, pervertidos, llenos de esteroides y las mujeres que parecen hombres. Me choca este cuarto. Apesta a pura testosterona, narcisismo y amor a sí mismo, todo envuelto en una apeste. La nación narcisista controlados por una razón, su selfie.* Aubrey entro al cuarto y todo el mundo volteo a verla. Aubrey quedo paralizada. Sus ojos empezaron a buscar una ruta de evacuación. *Oh, por ahí.* Encontró una pelota de balance. Aubrey caminó hacia la pelota. Mientras tanto, sus ojos trataban de hacer contacto con los de Dan. Las pesas se movían hacia arriba y hacia abajo gracias a Dan. Aventó las pesas y entonces fue a agarrar otro par de pesas. Pasó enfrente de Aubrey sin hacerle caso. *¿No me vio?*

"Dan," dijo Aubrey.

El siguió caminando y continuó con su ejercicio.

Su saludo paro el ritmo del cuarto. Todos esperaron para ver que iba a pasar con ese saludo. Aubrey se sentó en la pelota mortificada. Estaba sola en un cuarto lleno de pesas. Se paro, regreso la pelota a donde estaba y se sentó en la primera máquina que vio. *Oh rayos, nunca he visto esta máquina antes.* Aubrey intentó leer las instrucciones de reojo. Una persona levantando pesas cacho a Aubrey y se empezó a reír. *Estoy segura que he hecho algo parecido antes, ¿cómo le hago? Piensa Aubrey, piensa.*

Saco su teléfono y le mando un mensaje de texto a Ryan.

'Hola amor... ¿Qué haces?'

> 'Sigo aquí en la oficina cariño. ¿Cómo te va? ¿Encontraste al Sr. Flaco?' contesto Ryan.

'No, no está aquí, pero hay otra persona que me puede ayudar... no te rías... pero el Mago de Músculos me puede ayudar.'

> '¡No! ¿Un mago? ¿Está ocupado el Chapulín Colorado,' se burlaba Ryan.

'Cállate, mejor ni te hubiera dicho nada.'

> 'Mira amor, lo siento, tu sabes que yo pienso que te ves excelente de todas maneras. Pero si ocupas ayuda, yo te puedo ayudar en la noche. Podemos ir a mi gimnasio.'

'¿Tu gimnasio? ¿Para qué? ¿Para que puedas ver a *Jessica* de nuevo?

> '¿Mande? ¿Eso qué significa?'

"Disculpa princesa, ¿ya terminaste?" dijo un fisiculturista enorme sobre Aubrey.

"Oh si, perdón." Se movió de inmediato de la maquina y fijó su mirada en su teléfono. Intento evitar mirar al grandulón. De reojo Aubrey observó que Dan se había movido y estaba en la ruta de escape.

'Ok amor, me tengo que ir,' le mando un mensaje a Ryan y aventó su teléfono en su bolsa.

Aubrey se lleno de valor y le toco el hombro a Dan para obtener su atención. Las personas de alrededor se quedaron mirando.

"¡Que!" grito Dan, tenían los audífonos a todo volumen y le era imposible controlar el volumen de su voz.

Aubrey se asusto.

Dan reconoció a Aubrey y sonrió. "Aubrey, muchacha. Discúlpame no sabía que eras tú. Cuando hago ejercicio, entro a la zona y estoy completamente enfocado." Empezó a flexionar sus músculos, "En la *zona.*"

Aubrey se asusto más.

"¿Qué haces aquí? Esta es la sección para los hombres señorita," se colocó los audífonos en los hombros.

Aubrey estaba confundida.

"Estoy bromeando. Entrenar con pesas es excelente para todos. No sé por qué las mujeres se reúsan a levantar pesas."

Tal vez sea por la forma en que los pervertidos se nos quedan viendo. "A si es, me sorprende, no sé porque Dan. Todos son tan *amigables* aquí."

"¿A poco no? Amo este lugar. El olor, el poder, la fuerza, es mi santuario."

Aubrey se empezó a sentir más cómoda hablando, "Yo antes

levantaba pesas con el Sr. Flaco, pero ahora se ha ido, y mi boda es en unos meses y mi trasero esta todo guango. Yo sé que he perdido peso y todo eso, pero ocupo levantar pesas de nuevo y—"

"Despacio, pantera," Dan levanto su mano.

"Supuestamente estoy buscando al Mago de Músculos. ¿Sabes quién es ella o donde la puedo encontrar?"

"*¿Ella?*" dijo Dan, "Oh, el Mago, si, sigue el Camino de Baldosas Amarillas." Giró la cabeza hacía el camino.

"Por cierto, ¿sabes que paso con el Sr. Flaco?"

"¿Flaco? El siempre anda metido en muchas cosas. Siempre ha sido así, desde la Universidad. Siempre estaba involucrado en muchas cosas." El comenzó a levantar pesas.

"Espera, ¿tu lo conocías en la universidad? ¿En serio? Cuéntame todo. ¿Cuál es su verdadero nombre?"

"A si es. Te contaré la versión censurada. ¿Qué te parece?"

Dan dejó caer la gran pesa que tenía, el ruido se escuchó por todo el gimnasio.

"Todo comenzó nuestro primer año en la universidad. Recuerdo claro la primera vez que lo vi. Teníamos un partido de futbol contra su dormitorio. Yo jugaba de delantero y era excelente. Les estábamos ganando por muchos goles, pero Flaco seguía jugando al máximo esfuerzo. Aunque su dormitorio perdía por mucho, Flaco jugaba con todo su corazón. En ese punto, no lo conocía, pero reconocí que iría a la guerra con ese muchacho.

"Años después, nos unimos a la misma fraternidad y nos volvimos compañeros de ejercicio. El estudiaba para ser entrenador personal y me daba muchos consejos. No ocupaba la ayuda. A la edad de veintiuno lo sabía todo... o por lo menos asi lo pensaba."

Aubrey se sentó, estaba muy interesada.

Sr. Flaco: Los Años Universitarios

"Danny, ¿por qué siempre te estás poniendo vendas en la rodillas? ¿Cuántos años tienes?" preguntaba un joven Sr. Flaco.

"Cállate Flaco, ya te dije varias veces buey. Es una lesión que pasó en la prepa, esta venda en la rodilla ayuda."

"No pues no. Por eso estamos como estamos."

"¿Y tú que sabes?" preguntó un joven Dan.

"¿Qué se? Sé que mis rodillas nunca me duelen y no ocupo vendas o las otras mil cosas que siempre traes puestas," Flaco dijo mientras calentaban para su partido de futbol.

"¿No le hiciste caso al Sr. Flaco? ¿Yo pensé que el sabia todo acerca de todo?" dijo Aubrey.

"Mira muchacha, tienes bastante que aprender. Todo mundo, y digo todo el mundo, piensan que son expertos. ¿Sabías que la mayoría de los entrenadores personales tienen muy poca experiencia? La mayoría de los entrenadores personales ni siquiera tienen un certificado. Tristemente, algunos de los entrenadores no tienen ni idea cómo funciona el cuerpo humano. Les gusta hacer ejercicio, más bien dicho, les *encanta* hacer ejercicio, pero, ¿eso significa que pueden dar consejos acerca del ejercicio? No. Sr. Flaco era un amigo que le gustaba hacer ejercicio. Estaba estudiando para ser entrenador personal, pero todavía no lo era."

"Entonces, ¿cómo fue que empezaste a confiar en él?"

"Confiar es la palabra clave muchacha. Confianza. El estaba ahí conmigo cuando nadie más lo estaba.

Boom! Boom! Boom! Flaco golpeaba la puerta del dormitorio de Dan. "Tienes que salir de ahí. Ya estuvo suave."

Nada.

"Yo sé que estas ahí. Hasta acá te escucho," dijo Flaco. "Vente Dan, vamos a hacer ejercicio."

Ni una respuesta.

"No me das otra opción," empezó a desatornillar la puerta y por fin logro abrir la puerta.

Dan ni si quiera se movió. Seguía acostado, cubierto de su propio cochinero. Su cuarto estaba todo oscuro, cubierto de botellas de alcohol vacías.

"Vente amigo, ocupas aire fresco." Flaco abrió una ventana, un rayo del sol iluminada en cuarto. "¿Cuántos días llevas aquí?"

Dan seguía sin contestar. Estaba acostado viendo el techo. Dan tenía unas ojeras gigantes y muy hinchadas, reflejaban mucho dolor y tristeza.

Flaco agarró la ropa del gimnasio de Dan y le ayudó a cambiarse. Dan seguía en silencio, pero le ayudo. Se fueron al gimnasio de la universidad.

"Este es mi santuario Dan. Cuando siento que todo el mundo

está en mi contra, aquí vengo. Me ayuda a soltar el dolor. Me da fuerza."

Dan tosió, escupiendo por todos lados.

"Cuidado amigo," dijo Flaco mientras se limpiaba la camisa. "¿Qué te pasa? ¿Sigues enfermo?"

Dan no respondió.

"¿No has dormido nada verdad? Te dije, ocupas dormir amigo. Eso es primordial."

"No puedo carnal. Me acuesto y nomas estoy ahí."

"Tienes que. Entre más estudio, lo más que me doy cuenta que tan importante es el dormir," dijo Flaco. "Sin dormir las horas adecuadas, el cuerpo no se puede recuperar. Y," voltio a ver a Dan, "tus músculos no pueden crecer."

"Qué, no manches."

"Dormir funciona en varias etapas. Tu cuerpo ocupa un sueño profundo para recuperarse, al igual que tu mente."

Dan volvió a toser, "¿Es por eso que sigo enfermo?"

"Enfermo y menso."

"Cállate, pero en serio. ¿Es por eso que siempre ando tosiendo?"

"Si no duermes, tu cuerpo te hará dormir. ¿Te acuerdas de todas esas fiestas? ¿Las desveladas estudiando toda la noche? Y de seguro después, en la cama, enfermo. Tu cuerpo te decía, '¿Oh no quieres dormir? Ahora te vas a enfermar.' Y estabas enfermo por días."

"Lógico."

"Dormir por pocas horas afecta nuestra memoria y la forma en que pensamos. Tiene el mismo efecto que consumir alcohol."

Dan bromeando empujó a Flaco.

Flaco continuo, "Depresión, fatiga, incremento en dolor, dolores de cabeza, dolores de cuerpo, y lo que le falta. Cada etapa del sueño dura aproximadamente noventa minutos. Ocupas entre cinco y seis cada noche. Cada etapa contiene partes importantes para recuperarte, como Movimientos Oculares Rápidos. Esta etapa es cuando tu mente se recupera. Las neuronas nuevas forman una telaraña, la memoria se mejora, nuestros pensamientos se vuelven más claros—"

"Entiendo, pero ya te dije, no puedo dormir. Estoy en la mendiga cama toda la noche volteándome de un lado a otro. Entonces como—"

"Tranquilo Hulk. La mayoría de la gente no sabe qué importante es dormir. Y la mayoría de la gente no se da cuenta que la falta del sueño causa que vivan en un estado mental nublado. Uno creería que si supiéramos que el dormir es tan importante, la gente dormiría más. Pero tristemente, esta no es la situación."

"A ver pues sabio, ¿cómo duermo entonces?"

"Para empezar, tienes que buscar maneras en que puedas dormir por más tiempo, más profundo, mas relajante. Para y piensa," dijo Flaco.

"¿Eso qué significa?"

"No te laves la cara minutos antes de dormir. Piensa por un segundo, ¿cómo se levanta la gente?"

"Aventándose agua en la cara."

"Exactamente. Lávate la cara una media hora antes de dormir.

Después, apaga la televisión," dijo Flaco.

"Imposible. Ocupo mi televisión. Me ayuda a dormir. Le pongo la alarma para que se apague sola y—"

"Obviamente no está sirviendo, señor vueltas y vueltas en la cama. Es un mal hábito. Tenemos que deshacernos de él. Tu cuarto tiene que estar completamente callado y oscuro – un lugar relajante donde puedas descansar. Otra distracción es la luz que se refleja de alguna pantalla, como tu teléfono, computadora, etc. Imprime una imagen en tus ojos y te mantiene despierto. Tu cuerpo piensa que es de día."

"Obvio. ¿Cómo se me paso?"

"Intenta bajar el brillo de la pantalla y ponla en dirección contraria a tus ojos. La siguiente te parecerá chistosa cuando te des cuenta que ridículo es."

"¿Qué?"

"Estas completamente cansado y te vas a acostar," Flaco se aventó al piso del gimnasio. Cerró sus ojos y espero un momento, se empezó a mover a un lado. Paro otro segundo y se movió a un lado, luego a otro, y otro. "¿Muy tranquilo, no?"

Dan empezó a reír.

Flaco se paro. "Pasa con mucha gente. Se mueven y mueven de un lado a otro buscando el lugar perfecto. Sorpresa: el lugar perfecto nomas existe en el mundo de los unicornios. Si el lugar perfecto existiera, sería tu primera opción. Mejor, escoge un lugar, y aquí va el truco... *no te muevas,*" Flaco se acostó en el piso y se quedo congelado.

Danny empezó a reír, "¿Y después qué? ¿Nomas me quedo ahí?"

"A si es, impresionante ¿qué no? Relájate, cierra los ojos, y relájate. Puedes practicar técnicas para relajarte si estas teniendo problemas."

"¿Y esas cuáles son?"

"Son unos trucos que he aprendido que te ayudarán a relajarte y a dormir. Deja que tu mente viaje, que tu cuerpo sea ligero y que flote en el espacio. Relájate, respira profundamente por siete segundos, aguántate la respiración, y exhala por siete segundos," Flaco respiró profundamente. "Ah, ya me siento relajado.

"Tú tienes el sueño ligero, ten cuidado con la cantidad de agua que tomas durante el día. Mientras tomes más agua, te tendrás que levantar en la noche. Otras cosas que tienes que evitar es la cafeína y el alcohol."

"Pero ambas me encantan, especialmente el alcohol," dijo Dan.

"Puedes consumir ambas, pero la cafeína dura en tu sistema casi seis horas. Y cuando consumes mucho, no puedes relajarte cuando duermes."

"Soy culpable de ambas. Tengo que admitir, esos son unos consejos excelentes, Flaco. Estoy sorprendido."

"¿Sabes que mas? Dormir te ayudara a mantener esa cara de niño. Durante las etapas más profundas de el sueño, el cuerpo se recupera, te ayuda a regenerar los tejidos de tu cuerpo, fortalece los huesos, crea músculo, y te ayuda a reforzar el sistema inmune."

Dan estaba de acuerdo.

"Mientras envejeces, el sueño se convierte más ligero y cada vez el sueño es menos profundo. Envejecer es asociado con menos sueño, pero hay muchas investigaciones que enseña que el sueño necesario para nuestro cuerpo se mantiene igual.

Mantén tu sueño al máximo número de etapas posibles. Eso asegura que tu cuerpo entre a las etapas profundas del sueño y a las etapas que te ayudan a reconstruir tu cuerpo. Y ¡listo! Un Flaco más joven, ah, y tu también Dan."

"¿Todo eso? Me he estado perdiendo de muchas cosas. Perdiendo de bastante."

"A si es, todo esto. Gracias al sueño," dijo Flaco.

Dan vio a Flaco y acordó con la cabeza y le dio una palmadita en la espalda. "Gracias."

"De nada amigo, solo—"

"No hermano, en serio, muchas gracias."

"De nada." Flaco le dio una palmada en la espalda a Dan.

¡Ay No! Enorme No

"De ahí en fuera Sr. Flaco siempre me ayudó," dijo Dan. "Resulta que él era muy inteligente. ¿Puedes imaginártelo?

Aubrey quería saber que le había pasado a Dan, pero se aguanto las ganas.

"Ven aquí Aubrey, deja te enseño," se levantó.

Aubrey se arrimó con Dan.

"¿Qué quieres saber acerca de las pesas?"

"*¿Pesas?*" dijo Aubrey sorprendida. "Ocupas levantarlas y te ayudaran a combatir la grasa y el músculo pesa más que la grasa, y, y, un montón de cosas."

"Si, pero no. Estas cerca. Pero ¿sabes cómo? O más importante, ¿por qué?"

"¿Qué no ayudan a quemar grasa? ¿O aceleran tu metabolismo? Sé que necesito hacer sentadillas. Sentadillas son buenas, muchas y muchas para mis pompis. Pero nada de brazos."

Dan desaprobó con su cabeza, "¿Qué qué? Ese es el problema con las mujeres. No saben nada acerca de entrenar con resistencia. Lo único que escucho es 'arregla mi trasero, pero no mis brazos, y encoge mi estomago.' Típico."

"Lo siento soldado. Pero siempre escucho que las pesas hacen que las mujeres se pongan enormes como los hombres. ¡Ay no! enorme no. Ya tengo suficiente problemas."

"No seas ridícula muchacha. Eso es Mitología del Ejercicio. Las mujeres no producen la testosterona suficiente para ganar tanto músculo. Eso es ridículo."

"Perdón Dan. ¿Pero qué quieres decir?"

"¿Sabías que tu grasa corporal y tu RMR son relacionados?"

"Grasa corporal es la grasa de bombón debajo de mi piel. Me mantiene caliente en la noche," bromeo Aubrey.

Dan no respondió.

"¿Qué significa RMR? No sé, lo siento."

"Grasa corporal es la capa de grasa debajo de nuestra piel que cubre los músculos. Para vernos marcados, y fuertes, necesitamos reducir el relleno de bombón. Comer adecuadamente junto con ejercicios de resistencia elevan nuestro RMR, tu rango metabólico en reposo. Tu RMR es lo que te ayuda a deshacerte de la capa de bombón."

Aubrey escuchó y repitió, "Rango metabólico en reposo."

"Rango metabólico en reposo es lo que tu cuerpo quema por si solo cuando está en reposo. Entre más alto sea el número, más calorías tu cuerpo quemará. Entre más calorías quemes, más calorías puedes comer. Puedes incrementar tu RMR incrementando los músculos gracias al entrenamiento con la resistencia."

"Oh, ya veo. Entonces, ¿ocupo transformar mi cuerpo en una maquina de quemar calorías?"

"Afirmativo. Aunque sea cliché, entrenar con ejercicio construye músculo. Cada libra de músculo quema tres veces la grasa que una libra de grasa. Cada libra de músculo quema seis calorías por hora, mientras que cada libra de grasa nada mas quema dos. Agregar músculo a tu cuerpo incrementa tu rango metabólico, convirtiendo tu cuerpo en una maquina de quemar grasa."

"Ya veo."

"La verdadera magia de entrenar con resistencia es el la composición de tu cuerpo. Puede mejorar dramáticamente. Mientras cambias músculo por grasa, tu cuerpo se compactara y se verá más marcado."

"Oh, ya veo. Levantar pesas convierte la grasa en músculo."

"Incorrecto, pero ya vas en el camino adecuado. La grasa no se convierte en músculo," dijo Dan.

"Tienes razón, lo siento. Se me olvido. El músculo pesa más que la grasa."

"Negativo. Eso es incorrecto y también ridículo muchacha. Una libra de músculo pesa lo mismo que una libra de grasa. Ambas pesan exactamente un libra. La diferencia es la densidad. Una libra de músculo sólido es del tamaño de una pelota de golf, mientras que una libra viscosa de grasa es del tamaño de una pelota de softball."

"¿En serio? ¿Y una no proviene de otra?"

"Afirmativo, son diferentes elementos. El músculo se construye cuando se rompen los tejidos musculares y se reconstruyen. Grasa es el exceso de energía que se almacena en la membrana de una célula. El músculo ya existe en tu cuerpo. Levantar pesas te ayuda a desarrollar la fuerza del músculo."

"Lo siento Dan, tal vez suena como una pregunta tonta pero, ¿entrenar con pesas es diferente que entrenar con resistencia?"

"Esa no es una pregunta tonta muchacha. Prefiero que preguntes a que inventes tus propias cosas. Entrenar con resistencia, con pesas, o entrenar el abdomen son esencialmente lo mismo. Cada una estimula el crecimiento de los músculos atreves de resistencia externa. Resistencia significa cualquier fuerza que se resista al movimiento," Dan flexiono su brazo con una pesa grande y con las venas resaltando. "Y cualquier cosa que provee resistencia, maquinas, pesas, bandas de resistencia, hasta tu propio cuerpo. Cada una de estas rompe los tejidos musculares efectivamente."

Aubrey agarró su brazo, "¿Romper?"

"Rompen los tejidos musculares cuando la incrementa la resistencia aplicada. El tejido muscular se rompe y causa dolor. Este dolor representa una etapa de reconstrucción donde el músculo crece. El cuerpo se adapta a los nuevos músculos."

Aubrey intentaba entender.

"Es parecido a la historia de los tres cochinitos y el lobo."

"¿Mande?"

"Sin entrenar con resistencia, nuestros músculos son débiles. Como la casa del primer cochinito, nuestros músculos son débiles porque tenemos poca masa muscular. Cuando empezamos a introducir el entrenamiento con resistencia, rompemos el músculo y lo reconstruimos. Como los tres cochinitos, 'lo reconstruiremos.' La próxima vez, tus músculos serán más fuertes, y la próxima vez, todavía más fuerte. Como la tercera casa de los cochinitos, fuerte y segura."

"Entre mas entrene con resistencia, ¿mas fuerte serán mi músculos?"

"Afirmativo."

"¿Y no me hará crecer gigante como monstruo?" pregunto Aubrey tímidamente.

"Por última vez, ¡no!" Las venas de la espalda de Dan se resaltaron. El gimnasio se quedo inmovilizado.

Un Abdomen Débil, Un Cuerpo Débil

Aubrey se sentó mortificada.

"Lo siento muchacha. Pero eso no pasa. Las mujeres no producen suficiente testosterona. Lo que si va a pasar es que tu cuerpo se fortalecerá y se verá más musculoso."

"Oh," Aubrey se miraba el trasero en el espejo. "Eso significa que esto se va a levantar." Se levantó el trasero. "¿Me podrías enseñar como entrenar con resistencia amigo, por favor?"

Dan miró su reloj, "Ay ay ay muchacha. Te enseñaré las cosas que se. Tenemos que empezar con el abdomen."

"Si. Muchísimas gracias Dan," ella le dio un abrazo. El no la abrazó.

"El abdomen es la fundación de nuestro cuerpo. Representa la base que estabiliza, fortalece, y ejercita. Los músculos profundos de nuestro abdomen conectan a la espina dorsal y las caderas, esto constituye nuestro abdomen. Es el pegamento que mantiene estos músculos conectados."

"Yo reconozco un abdomen sexy cuando lo veo, como las modelos que sigo en el Instagram."

"¿Instagram? Yo no sé qué es un Instagram."

"Instagram es una red social donde modelos, o personas que pretender ser modelos… discúlpame Dan, continua."

"Para el record, el abdomen de que hablo, es interno. No se ve sexy, ni se ve. El abdomen interno es la fundación para estabilizar el cuerpo. Es donde se origina todo el movimiento. Esta adentro de nuestro cuerpo. No tiene forma, no parece nada. Otra Mitología del Ejercicio."

Aubrey agarró sus lonjas, "¿El abdomen está adentro?"

"Afirmativo muchacha. Todos los movimientos empiezan en el abdomen. Un abdomen débil afectara negativamente tu ejercicio."

"¿Afectara mi ejercicio? ¿En serio? ¿Por qué?"

"Porque desperdiciara energía estabilizando tu torso."

Aubrey acordó.

"A la misma vez, un abdomen fuerte ayuda que la energía se utilice por las partes del cuerpo que nosotros queremos. Para construir un cuerpo fuerte, es imperativo que tengamos un abdomen fuerte. Van juntos, mano y mano. Un abdomen débil construye un cuerpo débil, similar a la fundación de tu casa. Cualquier defecto y toda la casa está en peligro."

Aubrey estaba de acuerdo.

"Párate muchacha."

Aubrey se paró.

"Para activar tu abdomen pon la mano sobre tu ombligo y tose."

Aubrey tosió.

"¿Sentiste que se comprimió?"

"Si."

"A si es como se activa el abdomen. Primero enfócate en activar tu abdomen mientras haces tus ejercicios, durante tu cardio, y finalmente, durante todo el día."

"¿Qué? ¿Ocupo sumir mi estomago todo el día?"

"Afirmativo. Rápidamente se convierte en hábito. Créeme,

quieres un abdomen fuerte. Un abdomen débil provoca dolor de espalda y muchos otros problemas."

"Lo entiendo. Mantener el abdomen duro," dijo mientras oprimía su ombligo. "Entonces, ¿Cuáles son los mejores ejercicios para fortalecer el abdomen?"

"Te dije que enfocarte en una parte del cuerpo no sirve," Dan aventó las pesas al piso. "Los cuadritos no salen del abdomen. Los ejercicios del abdomen no importan. Lo que importa es la grasa que tienes. Remueve toda esa grasa y podrás ver tus cuadritos que han sido abandonados."

Aubrey se quedo callada.

"Perdón por gritarte. Estoy cansado de escuchar las mismas mentiras por diferentes personas. No toman el tiempo para aprender la respuesta correcta. En serio me irrita. ¿Dónde estábamos?" Dan busco a su alrededor y agarro la cuerda de una máquina para la espalda. "Escoger los ejercicios adecuados es fundamental para obtener éxito. Hay miles de ejercicios en el mundo, espera, deja clarifico, hay miles de *variaciones* de ejercicio."

Dan miró a Aubrey.

"Es importante que aprendas esto, los músculos y el movimiento de los músculos nunca a cambiando. Los músculos siempre han estado conectados a los mismos huesos. Músculos nomas se comprimen, o expanden."

Aubrey se rascó la cabeza.

"No te confundas con todas las modas del ejercicio. La base para entrenar con resistencia se mantiene intacta. No pueden cambiar porque el cuerpo humano, no ha cambiado. Los músculos solo se mueven de cierta manera," dijo Dan.

"¿En serio?"

"Mantener los movimientos sencillos aseguran un ejercicio efectivo. El elemento más importante cuando entrenamos con resistencia es sentir el movimiento en el lugar indicado. Lo ocupas sentir donde lo necesitas. Si no lo sientes, no hay beneficio."

"Conozco ese dolor de músculos. Me encanta ese dolor," dijo Aubrey mientras doblaba los brazos en el espejo.

"Eso no es necesariamente correcto. Hay una diferencia importante entre dolor de músculos, y dolor."

"Sin dolor no hay músculo, ¿correcto?"

"Negativo. El dolor incorrecto es incorrecto. El dolor siempre tiene que ser en el músculo, y nomas en el músculo. Si tu brazo te duele, debe de ser solamente en el músculo, donde puedes doblarlo. No en el codo, muñeca, o partes de tu cuerpo que no sean músculos. Ligamentos no se doblan. Nunca deben de doler durante tu ejercicio. Lo mismo aplica a los tobillos, espalda inferior y los hombros."

"Hmm, cuando hago ejercicios en el abdomen, de vez en cuando mi espalda baja me duele. ¿Ese es dolor bueno?" Aubrey se sobaba su espalda baja.

"La espalda baja es un músculo que estabiliza el cuerpo. Nunca debería de doler. Ponte en posición de plancha y palanca."

Aubrey se puso en la posición.

"Aprieta el abdomen y aprieta el trasero. Detenlo ahí."

Aubrey seguía las ordenes de Dan.

"En esta posición, estas detenida solamente con tu abdomen y la espalda baja. En cuanto—"

Aubrey se cayó de esta posición y se empezó a sobar su espalda baja.

"Cuando tu abdomen se cansa. La espalda inferior empieza a trabajar de mas y ahí empieza el dolor."

"Entonces, ¿mi espalda baja no debe doler?"

"Nunca. Evita cualquier movimiento que cause dolor en tu espalda inferior."

"Wow. He estado haciendo estas cosas mal por años. Mi espalda siempre me duele," dijo Aubrey.

"Afirmativo, pero no es tu culpa. ¿Cómo se supone que ibas a saber que 'Pompis Para Arriba' y todos esos programas iban a hacerte eso?"

Aubrey se empezó a reír. "Ahora estoy más confundida. ¿Cómo se si estoy obteniendo buenos ejercicios?"

"Esa es una gran pregunta muchacha. Por ahora enfócate en la mecánica adecuada."

Que Se Sienta, Donde Se Necesita

"¿Mecánica Popular? ¿Cómo la revista?" preguntó Aubrey.

"No Mecánica Popular, mecánica adecuada. Ocupas sentirlo donde lo necesitas. Si estás haciendo un ejercicio de pecho, ¿lo sientes en tu pecho?"

Aubrey agarró su pecho.

"No, a si no. Cuando eres un novato, no sabes lo que es *sentir*. Creen que lo único que se ocupa es mover la pesa hacia arriba y hacia abajo. Pero esto es erróneo. Ocupas sentir el músculo adecuado activarse en el tiempo adecuado. Ocupas sentirlo donde lo necesitas. Lo que puede pasar es que músculos que no deberían de estar ejercitándose, empiezan a ayudar, como tu cuello y los hombros," Dan empezó a demonstrar un ejercicio de pecho.

Aubrey se empezó a sobar su cuello.

"Cuando estás haciendo el ejercicio apropiadamente, solo la parte adecuada de tu cuerpo se sentirá activada. El resto de tu cuerpo sigue en reposo. Esa es la mecánica adecuada o modelo de movimiento."

"¿Y cómo desarrollo los movimientos adecuados?"

"Si estas intentando aprender de un video o de una revista, es difícil, pero no imposible. Tener a un entrenador ayuda. Lo único que ocupas es desarrollar cuando se siente bien. Cuando lo tienes, lo tienes. Cada ejercicio se siente diferente."

Aubrey empezó a hacer ejercicios de pechos imaginarios.

"Por ejemplo, cuando hago un remo de espalda," Dan demostró este ejercicio, "Nomas lo siento en mi espalda. Ese es el músculo principal. Los brazos son los músculos secundarios. La mayoría de los novatos lo sienten en los brazos únicamente, mientras se pierden el ejercicio de la espalda completamente. La espalda es más grande y quema más calorías. Otra cosa, el cuello y los hombros no se utilizan. Para y piensa, si lo sientes en tu cuello, ¿estás haciendo lo correcto?"

"No, claro que no," dijo Aubrey. "Deja veo si lo entiendo. El músculo principal es el objetivo del ejercicio, y debería de sentir el ejercicio únicamente en ese lugar. Si lo siento en cualquier otro lugar, eso es malo."

"El músculo principal y el secundario," corrigió Dan.

"Hmm, okay. Esto es confuso. ¿Y por que esto es importante?" Aubrey se rasco la cabeza.

"Las ramificaciones de esto son gigantescas señorita. Tú quieres que los músculos principales funcionen. Si el músculo principal no está funcionando, el ejercicio será inefectivo. Ni uno funcionara."

"¿Qué? No puede ser. Mejor me rindo."

"Eso es lo que la mayoría de la gente hace. Se rinden. Es el problema principal. Los movimientos adecuados se desarrollan cuando uno entiende los músculos que se tienen que activar y los que tienen que estar en reposo. Cuando ya tienes esto aprendido de memoria, tienes una mejor oportunidad de conseguir éxito."

"¿Me puedes enseñar unos ejercicios Dan? Ocupo ponerme en forma y no puedo encontrar al Mago por ningún lado. Sr. Flaco se desapareció y mi boda se aproxima, y yo me veo como bombón derretido y—"

"Para. Está bien. Si, te ayudaré," Dan se quito los audífonos y miró su reloj. "Ya que, ni voy a poder hacer mi ejercicio."

"Muchísimas gracias Dan," gritó Aubrey.

"Relájate mujer. Antes que nada, tenemos que establecer la activación de nuestras neuronas y la forma adecuada."

Aubrey puso los ojos en blanco.

"Bueno, entonces haz lo que quieras," Dan se puso sus audífonos y continuo con su ejercicio.

No Aprieta, No Funciona

"No, no, lo siento. Activar las neuronas significa…"

"Mira, si te voy ayudar, por favor no desperdicies mi tiempo. Pon atención y hay que completar el objetivo."

"Sí señor," Aubrey hiso un saludo militar para tratar de contentar a Dan.

No lo consiguió.

"Activar las neuronas es cuando tu cerebro le manda una señal al músculo adecuando, diciéndole que flexione el músculo."

Dan flexiono sus grandes brazos. Aubrey hiso lo mismo con sus pequeños brazos.

"Los músculos nomas se pueden flexionar o relajar," dijo Dan.

¿Relajar? Pensó Aubrey.

"Los músculos se prenden o se apagan. Nada más. Eso es todo," dijo Dan.

Aubrey apretó sus brazos.

"Los músculos están conectados al hueso. Cuando los aprietas, el movimiento sucede. Esto importa porque si estás haciendo ejercicio en tus glúteos y no los puedes apretar, ¿adivina qué? No aprieta, no funciona."

Aubrey empezó a reír, "No aprieta, no funciona. Me gusta. Se escucha chistoso."

"Chistoso, pero cierto. Si no lo aprietas, significa que nada está pasando, y nunca obtendrás resultados. Siempre tienes que checar si estas apretando."

Aubrey dijo, "No aprieta, no funciona."

"Ahora, tu cuerpo tiene que tener la alineación adecuada. Durante tu ejercicio, tienes que poner mucha atención a tu postura. Asegúrate que estés firme como un soldado, hasta cuando estés en ángulos diferentes, ya sea en tu espalda, boca abajo, o sentada. Siempre tienes que estar firme como soldado, la cabeza en alto, la barbilla hacia adentro, los oídos alineados con tus hombros, y la espalda perfectamente plana."

Aubrey se puso firme como soldado y saludo a Dan, "¡Aten—ción!"

"Ja ja. A si es muchacha, exactamente," respondió Dan. "Firme soldado. Mencionaste que te vas a casar pronto, ¿correcto?"

Aubrey empezó a jugar con la grasa de sus piernas, "Si, es una boda en la playa y ocupo perder esta—"

Dan volteo la cabeza inmediatamente.

"Umm, ocupo usar," dijo ella lentamente, "entrenamiento con resistencia para eliminar la grasa corporal extra."

"Excelente," dijo Dan.

"Y lograr que mi trasero este firme y se vea bien en un bikini." Dijo mientras se veía su trasero en el espejo.

Dan se reía. "Está bien. Usaremos uno de los programas especiales de Total Body Project."

"¿En serio?"

"¿Adivina cuanta gente quiere *este* programa?"

"Pues obvio, todos."

"Si, la mayoría de la gente necesita un programa que maximice las calorías quemadas, con el corazón elevado al ritmo adecuado."

"Umm."

"Disculpa. Siempre hago eso."

"Gracias, muy amable señor, recuerda que tienes que simplificar antes de complicar."

Dan sonrió, "Afirmativo muchacha. Ya que hemos hablado de tu abdomen, los movimientos, postural y la activación neural."

"Y ahora."

"Y ahora tenemos que aprender cuales músculos queman más calorías. Esta es la manera más rápida de eliminar el exceso de grasa corporal. Perdón, los músculos solo ayudan. La manera más rápida es *siempre* un déficit de calorías."

"Si, si, entiendo. Mírame, ya estoy flaca. Listo, Dan."

"Ocupo asegurarme de que estas entendiendo. Ningún ejercicio puede tapar los defectos si tienes una mala dieta. Ni uno. Ahora, ¿cuáles músculos crees que quemen más calorías?"

Aubrey lo pensó por un segundo y dijo, "los más grandes."

"Excelente. ¿Estás lista para el secreto de TBP?"

"¿Estoy lista? ¡Nací lista!"

Dan la vio con una cara rara.

"El objetivo principal de TBP es conseguir el mejor resultado con el mínimo tiempo. Los músculos que queman más calorías son usados en un circuito que requiere mucha energía. Lo cual es garantizado en darte el mejor ejercicio en el menor tiempo posible."

Los Tremendos Tres de TBP

"Que aburrido. Suenas como un comercial."

"¿Lo crees? Tal vez, pero esta es la fórmula de TBP. Tiene un margen de éxito de noventa por ciento, por más de quince años. No hay trucos, no atajos, solo trabajo duro," dijo Dan.

Aubrey acordó, "Okay, sigue pues." Recordó los videos, comerciales, revistas, páginas de internet, las cuales, irónicamente, se escuchaban igualitos.

"Hacer ejercicios en circuito asegura que tu corazón opere al nivel más alto. Este nivel alto asegura que más esfuerzo sea logrado. Entre más esfuerzo, más calorías se queman. Y cuando nos enfocamos en los grupos de músculos más grandes, te lo garantizo, quemaras el mayor número de calorías posible. Un circuito basado en ejercicios para el abdomen, enfocándose en el pecho, espalda, y piernas, quema el máximo número de calorías."

"Suena como un plan bien calculado."

"Es científicamente comprobado que desarrollar los músculos más grandes asegura que estos músculos sean los más activos. Entre más músculos estén activos, las más calorías que quemamos. El grupo de los músculos grandes quema hasta cuatro veces más calorías que los demás músculos."

"¿Pero qué tal estas alas de murciélago?" Aubrey jugaba con la grasa en sus brazos.

"Tus alas de murciélagos, digo brazos, son pequeños músculos. Lógicamente, queman menos calorías. No gastes tu tiempo. Tu quieres ejercicios que obtengas los mejores resultados. El ejercicio es difícil. Por eso le dicen trabajo y no la diversión. Si no ves resultados rápidamente, te rendirás."

"Entonces, ¿solo ocupo hacer ejercicio en los músculos grandes?" preguntó Aubrey.

"Afirmativo. En una sesión de ejercicio, ocupa la mayoría del tiempo con los grandes músculos. Los músculos grandes son cuatro veces más efectivos que los músculos pequeños. El secreto es que tus tres jugadores principales jueguen la mayoría de los minutos. Aquí vienen los tres tremendos músculos de TBP: pecho, espalda, y piernas. Enfócate en los tres tremendos de TBP."

"Porque los tres tremendos queman más calorías," añadió Aubrey.

"Exactamente. Los tres grandes será la base de tu ejercicio. Pecho, espalda y piernas será el enfoque. Para obtener resultados es crucial. Pon estos tres grandes en un circuito y ¡boom!" Dan empezó a mirar su reloj.

"Entonces, ejercitar los músculos grandes me ayudará a verme más fuerte. Pero, ¿qué tal mis alas de murciélago, nalgas, y abdomen? ¿No quiero ejercitar esos? ¿Ni un poquito?" Aubrey puso sus manos en las caderas.

"Tienes razón. Esas son músculos deseados, no necesarios."

"¿Deseados no necesarios? Yo creo que mi trasero y estomago son muy necesario señor."

"La mayoría de los ejercicios son ejercicios compuestos. Los músculos trabajan juntos en grupos. Cuando ejercitas tu espalda, también ejercitas tus bíceps. Cuando ejercitas tu pecho, también ejercitas tus alas de murciélago, digo, tus tríceps," dijo Dan. "Los ejercicios para tus piernas también ejercitan tu trasero. Y todos estos movimientos involucran a tu abdomen – o como dices tú, tu estómago. Los ejercicios para los músculos deseados no comparan con los ejercicios de los músculos necesitados, los tres grandes."

"¿Pero qué tal mis chamorros? Son gigantes."

"Ambos chamorros son músculos que estabilizan el cuerpo. Mantienen tus piernas derechas durante movimiento. Ejercitarlos lograra nada."

"¿Nada?"

"Nada. Zero."

"¿Pero qué tal esta bola de grasa?" se agarró la grasa dentro de su pierna.

Dan dijo, "Bueno, no es la falta de músculo que hace que tus piernas se vean gordas. Es el exceso de grasa que te hace mirar gorda."

"No pues gracias. 'Es el exceso de grasa que te hace mirar gorda.' Bueno entrenador te dejo. Muchas gracias por la ayuda. Dejare de gastar tu tiempo." Se fue Aubrey rápidamente.

"Lo siento muchacha. No quise decir eso. Digo, tienes mucha grasa, pero si se va, entonces estarías en condición excelente," Dan persiguió a Aubrey.

Tobillos Terribles

Aubrey corrió a los vestidores femeninos.

"Otra vez... el mismo error," Dan esperó afuera de los vestidores femeninos.

Las mujeres que salían de los vestidores se le quedaban viendo a Dan.

"Aubrey por favor sal de ahí. Lo siento," gritaba Dan. "Por favor."

Nada.

"Deberías de sentir vergüenza," lo regañaba una señora de mayor edad. "Esa pobre muchacha está llorando ahí adentro. ¡Qué marido tan horrible!"

"Esa no es mi esposa. Y no quise insinuar que era gorda. Es que—"

"Cállate, puerco," se fue la señora.

"Muchacha. Aubrey. ¡Sal por favor!" Dan miró alrededor para ver si había moros en la costa. "Ándale. Lo siento. Por favor sal de ahí... Aubrey, yo te ayudaré."

"¿En serio? Okay," Aubrey salió de los vestidores. Sonrió y se limpió las lágrimas de los ojos. "Vamos Dan, no hay tiempo para gastar."

"Espera, yo pensé que..."

"¿Y qué haremos con mis tobillos terribles de pelota?"

"¿Terrible tobillos? ¿Eso qué significa?" Dan se preguntaba mientras caminaban al cuarto de pesas.

Aubrey apuntó a sus tobillos, "Sucede en el área donde se conecta mi pie y mi pierna. Se conectan y ni siquiera puedes ver mis tobillos. Ocupamos hacer ejercicios de pantorrilla para remover la grasa alrededor de mis tobillos."

Dan respiró profundamente, "Muchacha, no puedes, bajo ninguna circunstancia, no importa cuántas veces preguntes, reducir grasa en una sola área." Dan respiró profundamente de nuevo, "Las pantorrillas es un músculo muy pequeño y no necesitan ningún ejercicio adicional."

"¿En serio? Entonces, ¿no pantorrillas, no chamorros, no brazos? Entonces ¿que se supone que tengo que hacer Dan?"

"Los Tres Tremendos de TBP. Ya te lo dije. Enfócate en los tres grupos de músculos principales combinando ejercicios de abdomen y aeróbicos te darán los mejores resultados."

"Y cuando dices aeróbicos significa que…"

"El oxigeno que entra a nuestro cuerpo."

Aubrey estaba totalmente perdida.

"Aire muchacha, simplemente, aire. El oxigeno que respiras. Cuando haces ejercicios aeróbicos, el oxigeno se pasa entre tu respiración hacia los músculos, dándoles la energía necesaria para seguir trabajando. Oxigeno no está presente en ejercicios anaeróbicos. Bueno, esto ha sido mucha diversión por ahora. Parece que ya estas mucho mejor. Me ocupo ir."

Entréname

"No Dan por favor, la última, última lo prometo. Enséñame los ejercicios que tengo que hacer y ya te dejo en paz."

Dan lo pensó por un segundo, "De acuerdo, pero nomás eso y ya."

"Gracias."

"Si, si. ¿Quieres ejercicios?"

Aubrey respondió, "Sí señor. Los mejores por favor. Pero deja te aviso, he visto muchos videos, literalmente conozco miles de ejercicios."

"*¿Miles?* ¿Estás segura?"

"Si."

"Lo siento pero conoces miles de *variaciones.*"

"*¿Qué?*"

"Para y piensa. Desde que nuestros cuerpos fueron creados, nos hemos movido en ciertas formas. Un brazo siempre se ha doblado como un brazo, una pierna siempre ha pateado como una pierna. Mientras el ejercicio ha evolucionado, la fundación de los movimientos no ha cambiado."

"Tienes razón."

"Los músculos principales siempre ocuparan los mismos movimientos para ser estimulados."

"Todo este tiempo pensé que existían miles de ejercicios. Yo pensé que me estaba perdiendo de las mejores y más nuevas modas, pero, no hay ni una—solo miles de *variaciones.* No puede ser." Dijo Aubrey.

"No te confundas con todas estas nuevas modas. Son anzuelos para querer obtener resultados rápidos. Los movimientos fundamentales nunca han cambiado. Siempre saldrán nuevas modas, un nuevo ejercicio para ejercitar tus glúteos, lo que sea."

"¿Entonces no debo de hacer nada nuevo?"

"Nada. Estos ejercicios son variaciones del mismo ejercicio del mismo músculo. Simplificar antes de complicar. ¿Tú crees que no saber miles de ejercicios te está deteniendo? ¿Tú crees que esa es la razón?"

Aubrey pensó por un momento, "No, claro que no."

"Es como si usaras un desarmador. Un desarmador funciona de una sola manera. No importa si lo estas usando hacia arriba, hacia abajo, de lado, a bajo del lavamanos, en un carro, el desarmador siempre funciona de la misma manera. La función de la herramienta no ha cambiado a causa de moverlo de posición. Eso es Mitología del Ejercicio."

"Eso hace todo más fácil."

"No te confundas con todas las modas nuevas. Los músculos se mueven en ciertas formas. Mantener los movimientos simples asegura que obtengas un ejercicio adecuado y efectivo. Lo más importante es cómo se siente. Que se sienta donde se necesita. Si no, no estás obteniendo ningún resultado del ejercicio. Y entonces, ¿cuál es el punto?"

"¿Pero qué tal las confusiones de los músculos? ¿Qué no quiero confundir los músculos?" Aubrey respondió.

A Subir Mis Boobies

"Aubrey, han sido años. Yo creo que tus músculos están lo suficientemente confundidos."

"Jaja, entiendo. Empieza despacio, despúes rápido, fácil, despúes difícil, simplificar antes de complicar. No atajos."

"No atajos."

"¿Entonces qué tal los Tremendos Tres de TBP Sargento?"

"¿Los quieres?"

"Sí señor. ¡Entréname!"

Dan miró su reloj, "Ah, por que no. Muchacha, ¿estás segura que estas lista?"

"¡Sí señor!" Aubrey hiso un saludo militar.

"Excelente. Tenemos mucho que..." pausó por un segundo y la miró, "*muchísimo* que hacer."

Aubrey respiró profundamente y se preparó.

"Empezaremos con uno de los Tremendos Tres de TBP, tu pecho." Dan puso sus manos sobre su pecho.

Aubrey respondió, "Sí, a subir mis boobies."

"Lo siento muchacha. Boobies... que diga, senos, son compuestos, en su mayoría, por grasa. Pero el pecho es uno de los músculos más grande del cuerpo y quema muchas calorías. Tenemos que ejercitar este músculo cada vez que entrenes con resistencia. Ya que eres nueva a ejercitarte con resistencia, tal vez no sientas el ejercicio en el lugar adecuado."

"Pero, ¿por qué? Ocupo sentirlo donde lo necesito."

"Afirmativo. Estirar de manera correctiva nos ayudará a arreglar esta situación. Toma tres semanas para ver algún cambio y seis meses para ver una transformación completa."

"Estirar de manera correctiva… ¿Así?" Aubrey le enseñó los estiramientos que Miyagi le enseñó.

"Ya los conoces. Realiza estos estiramientos tres veces por día. En la mañana, antes de el ejercicio, y antes de irte a dormir. Mantén cada estiramiento por un mínimo de treinta segundos."

"Todo eso me parece demasiado," dijo Aubrey.

"Para y piensa. Has tenido una postura pobre por la mayoría de tu vida. Estirar por seis meses, tres veces al día, por treinta segundos arreglara eso. Eso suena como un buen intercambio."

"Tienes toda la razón. Entonces los estiramientos no solo arreglaran mi cabeza de extra-terrestre y mis hombros de chango, pero ¿también ayudan a obtener el movimientos adecuado?"

"Hombros de gorila muchacha. Si, estos estiramientos correctivos alinean tu cuerpo para que pueda funcionar adecuadamente. Estiramientos correctivos crean la fundación para los movimientos de tu cuerpo."

"O mecánica," añadió Aubrey.

"Correcto. Siéntate aquí muchacha," Dan colocó a Aubrey en una máquina para hacer el ejercicio de levantamiento de pecho plano. "Pon tu cabeza hacia atrás, relaja tu cuello, muñecas derechitas, y tu espina dorsal pareja atrás de ti. Asegura que tu espalda inferior este tocando la máquina."

"¿Por qué empezamos con máquinas? ¿Qué no las pesas libres

son más efectivas?"

"Buen punto. Pero máquinas son mejores para desarrollar movimientos adecuados. Cuando te acostumbres a activar tu pecho, entonces pasaremos a las pesas libres. El movimiento principal del pecho es empujar cosas en una línea recta o un arco. Todos los ejercicios del pecho son derivados de este movimiento fundamental. Este ejercicio, lagartijas, y todos los demás son diferentes variaciones y ejercicios más avanzados de un ejercicio de pecho."

"Esos son bastante ejercicios."

"Que no son ejercicios muchacha. Son *variaciones* de un movimiento fundamental," dijo Dan. "¿Lista? Aprieta tu abdomen, relaja tu cuello, muñecas derechitas y empuja derecho. Excelente."

Aubrey empezó a mover la máquina. "¿Respiro hacia adentro todo el tiempo? ¿O hacia fuera? ¿O cómo?"

"Buena pregunta. Honestamente no importa mientras seas consistente. Escoge una y mantente consistente."

"¿Qué quieres decir con consistente?"

"Asegúrate que respiras durante todo el tiempo, hasta que acabes con esa repetición." Dan inhalo y exhalo.

"Repeticiones es cuantas veces hago el movimiento de forma consecutiva. Y un set es las diferentes veces que lo hago, ¿correcto?"

"Afirmativo."

"Nomas te estoy calando Dan," Aubrey guiñó y continuo con su ejercicio.

"Sigue moviendo y acuérdate de respirar. Y descansa.

Excelente forma. Pero, ¿viste como dejaste de respirar cuando empezaste a pelear por las ultimas repeticiones?"

"Sí."

"Cuando las ultimas repeticiones se nos hacen difícil, dejamos de respirar, pero esto es dañino a nosotros mismos. Si dejas de respirar, limitas el flujo de oxigeno hacia nuestros músculos, lo cual nos fuerza a fallar pronto y eliminar el dolor de músculos," dijo Dan.

"¿Pero por qué hacemos esto?"

"Sencillo, porque menos repeticiones y menos oxígeno significa menos dolor. Las últimas repeticiones siempre son las que más duelen, pero también las que más nos benefician. Los músculos crecen cuando rompemos los tejidos musculares. Se llama hipertrofia muscular y fuerza que los músculos se regeneren más fuertes. Cuando dejamos de respirar, paramos el oxigeno que inhalamos y nos hacemos creer a nosotros mismos que estamos haciendo nuestro máximo esfuerzo. No te limites. Respira y siente el dolor."

¿Cuál es el Número Mágico?

"Esa es una pregunta difícil. El número mágico no existe muchacha."

"Entonces, ¿cuántas repeticiones hago?"

"Yo sé que esto te va a frustrar. Pero por favor entiende, los músculos no tienen un número mágico. Músculos responden a resistencia y tiempo. También conocida como tensión. Si quieres ponerte en forma, el número mágico para ti es el rango mágico."

"¿Rango?"

"Un rango. Cuando la gente apura hacia un número exacto de repeticiones, alcanza el número exacto," dijo Dan.

"¿Qué no es eso lo que quiero?"

"No."

"*¿No?*"

"Tristemente, cuando a alguien le digo un número, alcanzan ese número de una manera u otra. Cambian a un peso más bajo para asegurarse que alcancen ese número. Se hacen trampa a sí mismo. Eso no te ayuda a ponerte en forma. Resultados suceden cuando estás en un rango incomodo."

Aubrey sonrió con una risa de culpable.

"Debes de incrementar el peso y de las repeticiones. Por eso un rango funciona mejor. Las repeticiones y sets varían, dependiendo de tus metas y tu habilidad. Tu eres una principiante muchacha, a si que por ahora haremos de diez a dieciséis repeticiones y tres sets para la mayoría de los ejercicios. No te apures por el número exacto. Preocúpate por el esfuerzo y por cómo se siente."

"Que se sienta donde se necesita," sonrió Aubrey.

Se escuchó un gran ruido. Un grandulón lleno de esteroides aventó las pesas al suelo. Las levanto, gritó, y siguió levantándolas rápidamente.

Aubrey volteo hacia Dan, "¿Qué tan rápido lo hago? ¿Cómo el cavernícola ese?"

Dan sacudió su cabeza y miró hacia abajo, "Si, algunos tienen sus propios usos de la física."

Aubrey se río.

Dan susurró en el oído de Aubrey, "El impulso es el peor enemigo de la resistencia. Usar otras partes como palanca para levantar el peso es otra forma que nos hacemos trampa a nosotros mismo. Músculos son creados gracias al movimiento, no el impulso."

"Los músculos ocupan crear movimiento, no impulso," Aubrey repitió.

"No solamente el músculo no es activado durante el impulso, pero te puedes lastimar. Para y piensa." Dan apuntó discretamente hacia varios locos en el gimnasio.

Aubrey miró a su alrededor y vio a un señor haciendo levantamientos de bíceps. Estaba moviendo su espalda tratando hasta lo imposible para levantar el peso que era obvio era muy pesado para él. Vio a otra persona arqueando la espalda intentando levantar pesas con la ayuda de otra persona.

"Yo siempre pensé que esas personas sabían lo que estaban

haciendo," susurró Aubrey.

"Juegan la parte muy bien. Músculos responden al tiempo cuando están sobre tensión. Los ejercicios más efectivos no tienen impulso."

Aubrey sonrió y miró a Dan. "¿Qué no vas a decirle algo?"

"Ja ja. Deja que el cavernícola se columpia. ¿Puedes ver como el peso se columpia y que tan poca resistencia es usada para mover el peso?"

Aubrey acordó con la cabeza.

"Lo que quieres es mantener un tiempo lento y tranquilo. Tiempo es un ritmo tranquilo, hacia dentro y hacia fuera. Todo esto incrementara la resistencia al minimizar el impulso. Lento y bajo control es la mejor manera de hacerlo."

Aubrey empezó a mover las pesas de una manera tranquila y bajo control, "Despacio y bajo control. Despacio y bajo control. Puedo sentir eso, me gusta cómo se siente. Una cosa menos de que preocuparme."

"Excelente muchacha. Ahora rápido al próximo ejercicio." Dan rápido camino hacia la máquina de remo de espalda, "Siéntate aquí."

Aubrey se levantó rápidamente de la otra máquina y siguió a Dan.

"Abdomen fuerte, hombros hacia atrás, cuello relajado, espina dorsal atrás," Aubrey sonrió. "Todo está regresando."

"Listo, dale."

Aubrey empezó a mover la máquina lentamente.

"Excelente. Respira hacia dentro y hacia fuera, relaja el cuello.

Imagínate que un lápiz está entre tus hombros y pellízcalo," dijo Dan mientras Aubrey se ejercitada. "Afuera, adentro y pellizca el lápiz con la espalda. Excelente, y ahora completamente hacia fuera. ¿Dónde sentiste eso?"

"Umm," Aubrey pauso por un minuto y se frotó los hombros y el cuello. "Aquí, ¿pero está mal verdad? Espera, ¿dónde se supone que lo tengo que sentir?"

"No te preocupes muchacha. No es necesariamente bien o mal por ahorita. Es como tu cuerpo se mueve en este momento."

"Si, los modelos de movimientos."

"Afirmativo. Los estiramientos correctivos rectificarán esta situación. Tienes que estirar todos los días. Pronto desarrollaras la mecánica adecuada."

"¿Cómo sabes tanto acerca del ejercicio? Espera, ¿acaso tu eres el Mago de Músculos?" Aubrey levantó una ceja.

Dolor en el Cuello

"¿El Mago de Músculos?" Dan sacudió su cabeza. "Eso es imposible. Pero, yo también tengo la mejor certificación para entrenador personal de la mejor institución, NASM. Flaco y yo hicimos la certificación juntos pero después..." Dan giró la cabeza. "Olvídalo. Hay que seguir trabajando."

Aubrey, totalmente confundida, siguió haciendo ejercicio en la máquina de remo.

"Haber muchacha jala la pesa," Dan dijo. "Detente un segundo en esa posición. Mira al espejo. ¿Qué ves?"

"Una gordita deteniendo la maquina."

"No, ahí no. Mira las venas tensas en tu cuello."

Aubrey se detuvo. "Oh ya veo ¿es por eso que me duele el cuello cuando levanto pesas sobre mi cabeza?"

"Si, si. Has encontrado la razón por la cual no hacemos ejercicios en los cuales necesitamos levantar pesas sobre nuestra cabeza. Ejercicios de hombros aceleran estos problemas. La cabeza de extra-terrestre y los hombros de gorila no permiten que tu cuerpo sienta el ejercicio donde lo necesitas. No hagas ni un ejercicio para tus hombros, al menos por un tiempo."

Aubrey se sobó el cuello, "Aparte de estirar, ¿Qué otras cosas puedo hacer para que el cuello me deje de dolor... entrenador?"

"Para. No he entrenado a nadie en años. Nunca me gusto. Son enfadosos."

"¿Enfadosos?"

"No escuchan. Se quejan y hablan mucho. ¿Dónde estábamos?"

"Ejercicios para arreglar los problemas de mi cuello y hombros," Aubrey apuntó hacia su cuello.

"Correcto, extra-terrestre y problemas de gorila. El problema es que los músculos opuestos están muy tensos. Para los hombros de gorila, los músculos del pecho están muy tensos. Entonces, ocupamos ejercitar los músculos opuestos. Es como un sube-y-baja. Si hay muchos niños de un lado, el sube-y-baja se baja y ahí se queda en el piso. Pero si pones los suficientes niños en el lado opuesto, entonces se balancea."

"Ejercicios, ¿Dan?"

"Seguimos, para este ejercicio podemos usar la máquina para ejercitar deltoides. Este músculo se encuentra en la espalda. Esta máquina se enfoca en la parte trasera de tus hombros. También puedes utilizar una banda de resistencia para hacer el mismo movimiento. Haciendo ejercicio y estirando consistentemente empezaras a ver los huesos," se detuvo Dan por un segundo y agarro los hombros de Aubrey, "empújalos hacia atrás para obtener la postura perfecta."

Aubrey empujo sus hombros hacia atrás, "Me agrada esto. Postura perfecta, trasero más firme. El nunca volverá a ver a otra mujer," murmuró Aubrey.

Dan agarro la manija de la maquina, "Vamos."

Aubrey empezó a mover la maquina hacia atrás y hacia enfrente, respirando con ritmo, "Adiós grasa de mi espalda."

Dan nomas movía la cabeza.

"Este ejercicio y todos los otros ejercicios de tracción ejercitan los músculos de tu espalda. Otro músculo grande y muy importante para nosotros es el dorsal ancho, o dorsales como le llamamos por aquí. Estos músculos empiezan al principio de nuestra espina dorsal y se conectan por en frente de nuestros brazos. La espalda es otro músculo principal. Aproximadamente setenta por ciento de mujeres y cincuenta por ciento de los hombres no saben cómo activar este músculo."

"¿En serio? Ese número me parece muy alto."

"Correcto muchacha. Aunque los movimientos se vean parecidos, no significa que el movimiento está siendo ejecutados adecuadamente. Piensa en esto como si fuera una imagen de un famoso recortada de una revista. En la imagen, se ve similar, pero en la vida real, está lejos de eso. Sentir es tan importante a como se ve el movimiento. El músculo de nuestra espalda es muy extraño. La mayoría de nosotros sabemos cómo usar nuestros brazos, pero la espalda no. Solo con técnicas adecuadas el músculo de la espalda puede ser adecuado. Un movimiento de tracción adecuado se siente un poco en tus brazos. Pero la mayoría de la tensión se tiene que sentir en la espalda."

"Oh ya veo, con razón."

"¿Ahora qué?"

"Me has enseñado dos de los Tres Tremendos de TBP pero no he sentido ninguno." Aubrey dijo. "¿Por qué estas cosas del ejercicio son tan complicadas? Ya quiero estar en forma. Ocupo verme sexy y todo parece misión imposible."

"Suficiente. Es complicado, pero solo al principio. Ocupas ignorar todo el ruido y escuchar solo a los expertos. Cualquier persona que te prometa resultados fáciles o rápidos, te están mintiendo. Están abusando de tu deseo para obtener resultados rápidos. La pregunta para esas personas es, '¿Cuánto tiempo tienes haciendo ejercicio y comiendo adecuadamente?'"

Aubrey miró a Dan.

"Si, el ejercicio es difícil, pero la recompensa es incalculable. Es la herramienta que me regresó mi vida. También mejorará la tuya. Es difícil, asi como es la vida. Ni modo. No hay que quejarnos, hay que trabajar."

Aubrey acordó, "Tienes toda la razón señor. ¿Cuál es el tercer de TBP?"

"Este te va gustar."

"¡Piernas!"

Me Encantan Las Piernas

Aubrey se paró rápidamente y empezó a hacer sentadillas.

"Sí, piernas. A las mujeres les encantan las piernas, algo que tiene que ver con traseros altos y piernas apretaditas. Sí, mmm, sí," Dan se chupo los dedos.

Aubrey volteo hacia el espejo, se dio la vuelta y se puso de puntitas. "¡Apretar mis pompis!"

"Las piernas es el último, y el más grande de los Tres Tremendos de TBP. Las piernas son masivas y consisten de los chamorros, chamorros traseros, y los glúteos. Frente y atrás de la pierna y el trasero. Ocupamos ejercitar todos. Antes de que preguntes, caminar y correr no cuentan. Los movimientos tienen que proveer resistencia externa al ejercicio. Las piernas son un músculo crucial y necesitan mucha sangre y oxígeno para que sirvan. ¿Lo que significa que?"

"Más energía que utilizamos, más calorías que quemamos."

"Ya vas aprendiendo. Las piernas también son muy versátiles. Puedes combinar movimientos de pierna con cualquier otro músculo para quemar aun más calorías."

"¡Quema, chiquitas, quema!"

"Cada vez que tus piernas están activadas, mejoraras el ejercicio. Las piernas es una buena manera de incluir los músculos chicos que deseas," dijo Dan.

"¡Por fin! Alas de murciélago al diablo."

"Mi ejercicio favorito son las zancadillas por la versatilidad que ofrecen," dijo Dan.

"A mí me encantan las sentadillas. Puedo hacer sentadillas mejor que nadie."

"Yo no."

Aubrey dejo de hacer sentadillas.

"Cuando las personas llenan las barras para hacer sentadillas con muchísimo peso ponen mucha tensión en las coyunturas y dejan poco espacio para cometer errores. Cualquier error, por más mínimo que sea, y estamos en problemas. Has zancadillas. La mejor manera de no obtener resultados es cuando te lastimas, y sentadillas con mucho peso es una buena manera de conseguir eso. Hay cientos de ejercicios que se comparan con los beneficios de este ejercicio pero con mucho menos riesgo."

"Okay papá, digo, Dan, entiendo," dijo Aubrey. Miró hacia el espejo y se puso en posición para hacer zancadas.

"¿Lista? Aprieta el abdomen, asegúrate que los dos pies estén apuntados hacia enfrente. Baja lentamente y empuja utilizando tus talones. Aprieta usando tu trasero y empuja a través del piso, como si estuvieras empujando el piso. Mantén tu pie plano y empuja con el talón, activando tu trasero," enseñaba Dan.

Aubrey completo un set de zancadas.

"Wow, eso se siente diferente. Ya lo puedo sentir en mi trasero. ¡Me encanta!" Aubrey agarro tu trasero con una gran sonrisa. "¡Eso es lo que necesitaba Danny!"

"Excelente muchacha, excelente. Pero ya me tengo que ir. Tengo que regresarme a mi base y tu estas desperdiciando mi tiempo… Perdón, quise decir, tomando mucho de mi tiempo."

"Lo siento Dan. Yo se que eres una persona importante y que mucha gente te necesita, pero, ¿me puedes enseñar unos ejercicios para mi abdomen y ya te dejo en paz?"

"¡No! Ya fue suficiente. Yo no voy a llegar tarde por tu culpa. Ya te ayudé suficiente y me tengo que ir. Ni si quiera pude terminar mi ejercicio." Le dio un abrazo a Aubrey. "Lo siento muchacha, pero las fuerzas especiales de la marina nunca llegan tarde. Sigue el Camino de Baldosas Amarillas y estoy seguro que encontraras todas las respuestas que estas buscando."

"Entiendo," dijo Aubrey. "Gracias por tu ayuda Dan, es invaluable."

Aubrey abrazo a Dan, miró el Camino de Baldosas Amarillas, tomo un gran respiro y empezó a caminar.

¿Tú Quién Eres?

Aubrey siguió el Camino de Baldosas Amarillas y sentía que los miembros del gimnasio se le quedaban viendo. *¿Dónde voy a encontrar al Mago de los Músculos? ¡Ni si quiera se como se ve! Y ahorra quien me puede salvar... No, pues no, ni el chapulín colorado me quiere ayudar.*

Pasó por el cuarto de cardio y escucho música. Era una clase de Zumba. Los miembros estaban bailando como trompos. Aubrey se acerco y se asomó. *Que clase tan divertida,* ella pensó. Mientras se volteaba, la puerta se abrió y le pego en la pura cabeza.

"¡Ay Dios! Lo siento muchacha. ¿Estás bien?"

Aubrey se sobó la cabeza, "Aush, que te pasa. Ten más cuidado." Aubrey vio su mano, estaba cubierta de sangre. "No me siento bien." Se desmayo.

"¿Muchacha?"

Aubrey abrió los ojos lentamente. "Aush, ¿qué paso? Oh, si eres tú."

"Lo siento muchacha. ¿Nos conocemos? Alguien te abrió la cabeza con la puerta. Estaba terminando mi cardio cuando alguien me llamó para venir a ayudarte. Estabas totalmente inconsciente."

Aubrey se sobó la cabeza, "Oh sí. ¿No te acuerdas? Tú me ayudaste a perder cuarenta libras. Tú me ayudaste a encontrar mi *gran gana.* Sr. Flaco era mi entrenador."

"¿Aubrey? ¿Aubrey eres tú? Te ves fantástica. Bueno, no la cabeza sangrada, pero a pesar de eso, te ves excelente.

Felicidades, lo lograste," dijo Dr. M.

"Todavía no Dr. M. Ocupo *mas.* *Quiero* más. Me voy a casar pronto y ocupo que todos me vean un cuerpazo."

"¿Quieres más? ¿Cómo está la cabeza?"

Aubrey se checo la cabeza, "Mejor, eso creo. ¿Por cuánto tiempo estuve inconsciente?"

"No por mucho tiempo. Unos cuantos minutos. Yo siempre he querido más. Siempre queremos más."

Aubrey intentó pararse pero se mareo y se volvió a acostar.

"Espera Aubrey, descansa. Deja te cuento la historia de un muchacho que quería más..."

Montaña Rusa del Peso

"Dieciocho, diecinueve, y veinte," contaba un joven Dr. M.

Flaco abrió la puerta y entro. "¿Sigues haciendo abdominales Octavio? Ya te dije que esas cosas no sirven si sigues comiendo chatarra."

"Mi comida está bien. Esta buena."

"Sí, estoy seguro que sabe bien. Tú sabes. Oye, Dan y yo vamos a aventar la pelota un rato. ¿Quieres venir?"

"Ya hice ejercicio. ¿Qué no me viste?" Octavio corrió a checar su peso. Volteo hacia abajo, *"¿Qué? ¿Cómo?"* Octavio salió corriendo y se quedó viendo en el espejo. "Hice ejercicio por dos horas y ahora peso tres libras más que ayer. ¡Demonios!"

"Amigo, ya te dije. Perder peso no es linear. No baja derechito. ¿Qué no te enseñaron eso en biología?"

Octavio sacudió la cabeza, "No. Y a ti que, ¿te enseñaron eso en tus clases de ingeniería?"

"No, pero sí me enseñaron en mis clases de entrenador. Las variaciones de peso son normales. Hay muchas razones, pero mientras seas disciplinado, estarás bien. Nunca es una línea derecha. Es más como una montaña rusa, se mueve hacia arriba y hacia abajo. Es normal ver cambios drásticos – hasta cinco libras durante el día – pero en general, debe de bajar."

"¿Oh si? ¿Y a que se deben estos cambios genio?"

"Lo que comes y tomas cambian este número. *Obvio*. ¿Quién ha comido comida sin peso? Si lo pones en tu boca, tu peso subirá. Cuanto tomas y cuanto pesa la comida importa."

"Me parece obvio pero no pensé en eso."

"El sodio también hace que tu cuerpo retenga agua. Definitivamente veras un cambio. Pero recuerda, sodio es sal y un preservativo, y ocupamos preservativos."

"Yo no como preservativos. Son malos para el cuerpo," dijo Octavio.

"¿Oh si? ¿Quién dice eso?"

"Gente y las noticias y otra gente."

"Casi todo contiene preservativos. Y eso es normal porque preservativos preservan tu comida. Lo que significa que puedes comer la comida sin morirte. Eso sí, vas a retener agua, pero no te morirás. Vivir es bueno."

Octavio miró su botella de cátsup, "¿Qué? ¡Cátsup tiene preservativos!"

"Si, carnes, botanas, casi todo tiene preservativos. Mata la bacteria que te mata a ti. Sodio, preservativos y carbohidratos no te hacen gordo. Comer más de lo que ocupas es lo que te hace gordo. Comer más carbohidratos también hace que el peso varíe constantemente."

"¿En serio? Que flojera."

"Cuéntamelo," dijo Flaco. Se levantó la camisa y miró lo que un día sería un abdomen marcado. "Carbohidratos retienen el agua y tu peso sube."

"¿Qué tal la comida que tarda más tiempo en digerir?"

"Si sigue ahí," Flaco apuntó al estómago de Octavio.

"Entonces sigue ahí," dijo Octavio. "Te dejaré libre. Pobre burrito."

"También su amigo, los nachos. Tu peso puede variar fácilmente entre dos y cinco libras diariamente. Todo depende en cuanta agua consumes, el sodio, tu evacuación intestinal y muchas otras cosas."

Octavio todavía estaba confundido.

"El ciclo menstrual de una mujer también retiene agua," dijo Flaco.

"Gracias preciosa, pero yo no ocupo eso."

"Algún día, muy lejano, pero algún día tal vez te consigas una muchacha. Un día te va a estar gritando por esta misma razón, y me darás las gracias. Créeme, cuando las mujeres piensan que han subido de peso, nadie es feliz... nadie."

Octavio soltó la carcajada, "Es verdad. Yo creo que no debería de pesarme todos los días."

"Como tú quieras. Nada mas recuerda, el número que vez no es correcto. El número está un poco retrasado. Las calorías no son convertidas en energía instantáneamente."

"¿Tu cuando checas tu peso?"

"¿Yo? Ja ja. Si me siento flaco, me peso en la mañana después de usar el baño, encuerado y al mismo tiempo del día. Si me siento gordo, entonces no me peso."

"¿Qué debo de hacer?"

"¿Qué no siempre te sientes gordo?" Se rió Flaco.

"Gracias... ¿Es mejor pesarme todos los días?"

"Yo lo haría una vez por semana o una vez por mes, dependiendo de tu estado mental," dijo Flaco.

"¿Estado mental?"

"El peso cambia bastante en días. Si no obtienes el número que quieres, te desmoralizaras. Cada tres semanas es probablemente mejor para ti, pero cualquier manera funciona. Ocupas encontrar tu propia solución."

"¿Entonces no me tengo que preocupar por las variaciones de mi peso?"

"Mientras sigas quemando más calorías de las que comes, perderás peso. Siempre funciona, cada vez, pero toma tiempo. Para ti, tomará mucho, mucho, *mucho* tiempo."

"*Cállate,*" dijo Octavio. Miró su reloj. "Chin.... ¡me tengo que ir!" Agarró sus libros y corrió.

"Desafortunadamente, esa fue mi historia durante mis primeros años en la universidad—a duras penas manteniéndome a flote. Mis libros, mi peso, la vida era dura," Dr. M le dijo a Aubrey.

"Yo sabía que estabas gordito, pero no sabía que eras tan joven," Aubrey se sentó, deteniendo una bolsa de hielo en su cuello.

"Crecí en una familia con poco dinero. Tenía cuatro hermanos mayores. Ambos padres trabajaban arduamente y apenas les ajustaba. Cayeron víctimas de la comida rápida. Nos gustaba y aparte era barata. Yo comía y comía, y luego comía de nuevo. Para ser honesto, no recuerdo ser flaco. Todo mundo se burlaba de mí."

"Que triste. Niños pueden ser tan groseros."

"Fue triste, pero cierto. Estaba obeso. No era culpa de nadie más que mía, pero eso no cambiaba la realidad. Para agregarle al problema, perder peso fue extraordinariamente difícil para mí. Ocupaba perder sesenta libras. El doctor me advirtió que mi salud estaba en peligro. Mi padre sufría de diabetes y ambos lados de mi familia sufrían de obesidad. Cuando estas rodeado de gordos, es normal ser gordo. Estaba destinado a morir joven," el explicó. "¿Cómo te sientes?"

"Mejor," dijo Aubrey. "¿Qué hiso que cambiaras tu estilo de vida?"

"Para ser honesto, no mucho. Intente todo, y cuando digo todo, significa *todo*. Se volvió chiste cuantas cosas trate, recuerdo la vez que intente..."

Mitología del Ejercicio

"¿Qué demonios traes puesto?" Se burlaba Flaco mientras estaba sentado en su cama leyendo un libro acerca del ejercicio.

"¿Qué? ¿De qué hablas?" Octavio entró al cuarto.

"Oye, ¿estás usando bolsas de basura?" Flaco apuntó. "¡Ja, ja! ¡No lo puedo creer!"

"Es para ayudarme a sudar. Tu sabes, para perder unas libras."

"Eso suena ridículo. Estas menso, desesperado, o las dos," se burlaba Flaco. "¿En serio crees que sudar como puerco te ayudará a perder peso?"

"Sudar más significa más esfuerzo y más esfuerzo significa más calorías quemadas."

"No amigo. Eso es Mitología del Ejercicio. El sudor no tiene nada que ver con cuantas calorías quemas. Nada. Solo significa que estas caliente. No significa nada más."

"*¿Mitología del Ejercicio?*" preguntó Octavio, mientras sudaba profundamente. Charcos de sudor se empezaban a juntar alrededor de sus pies.

"Qué asco. Detente por tan solo un segundo y piensa. Si sudar te ayudara a perder peso, Estados Unidos podría arreglar sus problemas de obesidad con solo subir la temperatura de sus calentones. No seas menso. Mitología del Ejercicio son mitos que viajan a través de personas que no saben de lo que hablan."

Otra gota gigante de sudor calló en el charco.

"Qué asco. Si sudas más que alguien nomas subes más de temperatura o tienes más glándulas de sudor. Más sudor no significa más esfuerzo."

"¿Qué no los boxeadores hacen esto todo el tiempo?"

"Si, para perder peso para el chequeo de peso, pero cuando se re-hidratan, regresan a su peso regular. El cuerpo humano es compuesto por sesenta por ciento de agua, a si que cuando dejamos de tomar agua, o la sudamos, te da una pérdida de peso temporal."

"A si mero," dijo Octavio.

"Pero—"

"¿Pero qué?"

"Pero la deshidratación aunque sea un solo por ciento tiene efectos negativos en nuestro estado mental y nuestra habilidad física. Agua lo hace todo, desde distribuir nutrientes hasta ayudar a los órganos a funcionar adecuadamente. ¿Sabías que el hambre y la sed se sienten igual? A sí que cuando tienes hambre, tal vez nomas tienes sed."

"Pero ocupo perder peso."

"Pero también ocupas agua menso. Imagínate si manejaras tu carro sin aceite, sin la lubricación necesaria para que tu carro funcione adecuadamente. Nunca manejarías sin aceite. ¿Entonces por qué crees que está bien tener tu cuerpo sin agua? Aparte, ya te dije. Te ayuda a perder peso. El agua tiene cero calorías y te ayuda a sentirte lleno durante el día," dijo Flaco.

"Según."

"Deshacerte de agua en tu cuerpo es una pésima idea. Seguirás estando gordo. Tal vez serás más ligero temporalmente, pero definitivamente estarás mas menso, Octavio. Por lo que puedo ver con tu disfraz de bolsas de basura, vas que vuelas."

Los Culpables Carbohidratos

"Ay dios mío. ¿Usaste un disfraz de bolsa de basura? ¿Quién hace eso? ¡Es muy chistoso! Me hace sentir bien saber que hasta los doctores hacen cosas tontas," dijo Aubrey.

"No pues gracias Aubrey. Me alegra que te sientas mejor. Parece que siempre tenía una idea acerca de esto y Sr. Flaco siempre tenía una manera de matarme la ilusión con sus, consejos..."

"¿Listo para la merienda O?" dijo Flaco mientras entraba al dormitorio.

"Ahora no amigo. Ahora es un nuevo día."

Flaco torció los ojos, "Oh carnal, ¿ahora qué? ¿Vendas en el estomago? ¿Pastillas de dieta? ¿Abdomen de acero?"

"Nada de eso. *Pan.* Como mucho pan. Los carbohidratos son mi ruina."

"Tu comes mucho de todo. Te acabo de ver comiendo chocolate y tomando vino anoche," dijo Flaco.

"Para empezar, el vino tinto es bueno para el corazón."

"Si, también correr."

"Y una dosis pequeña de chocolate ha sido comprobado que disminuye el riesgo de los derrames cerebrales."

"Oh, pero tú siempre comes más que una pequeña dosis. ¿Por qué tú y los demás flojos siempre encuentran estas historias y se las creen todas? Nunca es, *nuevo estudio: la dieta y el ejercicio sirven, detalles en unos minutos.* Siempre es, *correr mucho puede causar la muerto, según indican nuevos estudios.*"

"Lo que sea, cada vez que dejo de comer carbohidratos, pierdo por lo mínimo cinco libras en un instante," respondió Octavio.

"Para empezar, siempre has estado comiendo de más, siempre. Segundo, siempre empiezas tu cuento de no carbohidratos en lunes, después de comer quien sabe que tanto. Tercero, no comer carbohidratos es otra manera de deshacerte de agua en tu cuerpo. No es peso real."

"Sí es real."

"No, no lo es. Carbohidratos es la fuente principal de energía. Coincidentemente, mantienen una gran cantidad de agua. Deshazte de los carbohidratos y ¿adivina que pasa?"

"Lo que sea, te lo voy a demonstrar."

"¿Funcionó?" se sentó Aubrey.

"No. Claro que no. A si no es como los carbohidratos y la nutrición funciona," el respondió

"Oh si, ja, ja. Claro que no. Pero qué tal si alguien ocupa un remedio rápido. Tú crees que, hablando hipotéticamente, ¿lo logre cortando carbohidratos? No es para mí, es para el primo de un amigo... ¿tú crees que sirve?"

"No Aubrey, no puedes. No puedes perder peso deshaciéndote de un macronutriente."

"¿Un macro qué?"

"La nutrición se consiste de tres macronutrientes. Carbohidratos son la fuente principal de energía para el cuerpo. La mayoría de tus movimientos suceden gracias a los carbohidratos. Carbohidratos son clasificados como azúcar, almidones, y fibra."

Aubrey estaba confundida.

"Piénsala como si fuera gasolina para tu carro. Carbohidratos son la energía que te da un estimulo inmediato. Cuando ocupas energía inmediatamente, ocupas carbohidratos. Si se te acaba la energía, es porque se te acabaron los carbohidratos—se te acaba la gasolina. Los atletas de carrera larga almacenan grandes cantidades de carbohidratos para sus ejercicios."

"Okay, pero nomas carbohidratos buenos, ¿verdad? No pan, arroz blanco, o pasta, ¿cierto?"

"Carbohidratos buenos, malos, grasa buena, mala. ¿Estás describiendo la nutrición o juguetes? ¿Qué son carbohidratos malos? ¿Son desmadrosos por la noche? ¿Usan drogas? Para y piensa Aubrey. He escuchado a gente que dice que hasta los plátanos son malos para la salud. *Plátanos*. Están locos. Lo que tú comes no te hace gordo. Comer demasiado es lo que te hace gordo. Tu sabes eso."

"Yo lo sé, alguna parte de mi todavía se confunde. Todas las plataformas sociales tienen mucha información conflictiva."

"Te entiendo. Tal vez yo pueda ayudarte con esa confusión."

Macros y Micros, Dios Mío

"Hay tres macronutrientes: carbohidratos, proteínas y grasas, las cuales son llamadas lípidos por sabelotodos como yo," dijo Dr. M.

Aubrey sonrió, "Prefiero la versión que no es para los sabelotodos, por favor."

"Todas las comidas se basan en macronutrientes. Imagínate como si fueran diferentes maneras de sostener un billete de cien dólares. Puedes tener un billete de cien dólares, dos billetes de cincuenta, o cien billetes de un dólar. Todas son combinaciones diferentes."

"Macronutrientes son la descompostura de la comida que comemos. Pero ocupamos las tres, ¿verdad? ¿O podemos tener solo dos? ¿No grasa?" dijo Aubrey.

"No. Cada macronutriente tiene una función esencial. Si no tienes uno, tu salud estará comprometida. Es como un triciclo sin una rueda."

"Buen punto. Si los carbohidratos son la energía, ¿entonces que es la proteína?"

"Proteína es como los ladrillos de construcción del cuerpo."

"¿Cómo los legos?"

"Ahora que lo pienso, sí, exactamente como los legos. Construyen y reparan las estructuras del cuerpo. Las proteínas también ayudan a sentirnos satisfechos."

Aubrey vio al doctor con cara de confusión.

"Proteína hace que te sientas lleno por más tiempo. Nos ayuda con la pérdida de peso, ¿entiendes?"

"¿Y qué tal las uñas y el cabello? No es que sea vanidosa, pero tú sabes, nomas para saber."

"Claro Aubrey," le guiñó el ojo. "Las proteínas nos ayudan a formar todo, músculos, órganos, tejidos musculares, cabello, uñas, en pocas palabras todo tu cuerpo proviene de la proteína."

Aubrey empezó a jugar con su cabello y después se miró las uñas. "Perfecto, me encanta la proteína. Mira," ella le enseñó sus uñas.

"Si, muy bonitas Aubrey."

"¿Y la grasa para qué sirve?" Se agarró las lonjas. "La odio."

"Necesitas grasa."

"Yo no. Mi boda se acerca."

"Grasas son una fuente de energía ilimitada. Las grasas nos ayudan a almacenar energía y ayuda al cuerpo a usar las vitaminas. Grasas ayuda a la piel a verse saludable."

"Yo pensé que los carbohidratos me daban la energía." Aubrey se rascó la cabeza.

"A si es. Este es un caso de energía instantánea contra energía almacenada. Cuando las calorías son consumidas y no se necesitan inmediatamente, se transportan a las células de grasa para ser almacenadas. Esta es una fuente de energía incansable. La grasa también mantiene y protege los órganos. Es la membrana de la estructura y la función de la célula."

"Sabelotodo."

"Lo siento, pero no sé cómo explicar lo que es la membrana de la célula. Es lo que está afuera de la célula, la parte viscosa debajo de tu piel."

"Eso suena más familiar."

"Grasa detiene el calor corporal," dijo Dr. M.

"Oh, ¿es por eso que los gordos sudan más ?"

"Bueno, sí. Entre más grasa, más aislamiento. Si tienes más grasa, estarás más caliente."

"Y el caliente que no pica."

"Exactamente. Regula las hormonas, las cuales..." se detuvo por un segundo y miró a Aubrey.

"¿Ayudan con la pérdida de peso?"

"Bueno, más bien dicho, ayudan con los antojos, pero tu respuesta es aceptable," el dijo.

"Entonces, para tener mejor salud, ¿ocupo los tres macronutrientes?"

"Sí muchachita. Combinados con los micronutrientes, te proveen la mejor oportunidad para ser más saludable."

"¿Qué son los micronutrientes? ¿Son pequeños nutrientes, como las vitaminas?"

"Exactamente. Son los nutrientes que tu cuerpo ocupa en pequeñas dosis. Nos ayudan con todo desde controlar las hormonas hasta formar los huesos. Son los pequeños trabajadores detrás del escenario que hacen que todo funcione, pero que nadie agradece. Pero si te falta uno, estas en problemas."

"¿Cómo me aseguro que estoy obteniendo todos mis pequeños

nutrientes?"

"Fácil. Toma una pastilla multivitamina."

"He escuchado que las pastillas multivitamina no funcionan— que es otro mito. ¿Qué no obtengo todos mis nutrientes de la comida que como?"

"Eso es cierto en una parte. Hay una controversia con el uso de las vitaminas, especialmente en cuáles funcionan y cuáles no. Pero, los doctores más reconocidos del país recomiendan una pastilla multivitamina diaria para todas las personas, sin importar la edad."

Aubrey acordó.

"Una pastilla multivitamina tiene cero calorías y llena los hoyos que nos faltan en nuestra dieta. Yo se que obtienes muchas vitaminas de tu comida, pero si comes más, significa más calorías. Una pastilla multivitamina te da todas las vitaminas, pero con cero calorías."

"¿Cero?"

"Cero. Esto ayuda con cualquier plan para perder peso. Una vitamina es una manera fácil de asegurarnos de que logremos nuestras metas. Lo que he visto es que las vitaminas ayudan como un catalizador de salud."

"¿Un catalizador de salud?"

"Sí. Cuando los pacientes se les olvidan tomar sus multivitaminas, nos indica que su salud no fue prioridad. Eso casi siempre sucede los fines de semana. Cuando llega el lunes, checan su bote de pastillas y ven que se les olvido tomarse la pastilla del sábado y del domingo. Entonces puede decir con confianza, que nada saludable paso ese fin de semana."

"Pastilla multivitamina todos los días—¡lista! ¿Qué tal la cafeína?" pregunto Aubrey.

"Tengo una historia chistosa acerca de eso..."

Para y Piensa

"Oye Octavio, ¡apaga las luces!" grito Flaco.

"Lo siento carnal. No puedo dormir."

"Son las cuatro de la mañana, y es miércoles. Ni siquiera es semana de finales. ¡Apágalas!"

"Está bien, está bien," Octavio apagó todas las luces del dormitorio.

Bum. Bum-bum. ¡Bum-bum-bum!

"¿Es tu corazón? Octavio ¿Te estás meneando?"

"Lo siento carnal, el muchacho que vende vitaminas me vendió unas pastillas de dieta. Se supone que aceleran mi metabolismo y desaparecen mi apetito," Octavio se quitaba el sudor de la frente. "No, no, no he comido nada todo el día. Yo digo que sí están funcionando."

"Eso es porque tu corazón está a punto de explotar. ¿Cuántos miligramos de cafeína tienen esas pastillas?"

"Na-nada. Son naturales."

"A ver menso, dame la botella," Flaco prendió su lámpara. "¡No lo puedo creer! Dice que tiene trescientos cincuenta miligramos por pastillas. ¿Cuántas te tomaste?"

"¿Eso…eso es malo? Sí, eso es malo," Octavio empezó a caminar en círculos alrededor del cuarto.

"Relájate. Toma agua y come algo. Eso te ayudara. ¿A qué hora tomaste la ultima pastilla?"

"A la hora de la cena."

"Entonces en poco tiempo desaparecerá los efectos," dijo Flaco. Abrió su libro del ejercicio y empezó a leer en voz alta. "La cafeína incrementa nuestro pulso del corazón en menos de quince minutos y sus efectos duran aproximadamente seis horas en desaparecer. Tienes que tener cuidado con la cafeína. Si consumes grandes cantidades de cafeína, puedes sufrir problemas para dormir a causa de la estimulación del sistema nervioso central. La falta de sueño puede crear ansiedad, cambios de estado emocional y hasta depresión. La cafeína es adictiva, y si la consumes frecuentemente, te puedes volver adicto."

"No bueno. ¿Tu consumes cafeína Flaco?"

"Sí, todos los días, esto dice que tienes que tener cuidado. No que no la puedes consumir." Flaco siguió leyendo en voz alta. "El uso adecuado de la cafeína nos ha enseñado que puede ayudar en nuestros ejercicios. Si lo tomas antes de tu ejercicio, los estimulantes incrementan el pulso del corazón. Este incremento es aproximadamente tres latidos por minuto. Esto ayuda mucho con largas sesiones de cardio."

"¿Me voy a morir?" pregunto Octavio mientras estaba acostado viendo el techo.

"No, lo siento, no esta noche, pero tu hambre volverá en la mañana. La mañana vendrá pronto, y cuando o si puedes dormir. Oh, en la mañana seguirás siendo gordo. Ahora, mi amigo gordito, buenas noches."

Biip…biip…biip, sonaba la alarma.

"¿Ahora qué?"

"¡Es mi alarma! Hora de hacer mi cardio en ayunas," dijo Octavio. Saltó de la cama y se puso su ropa para hacer ejercicio.

"¡Es hora, es hora! ¡Hora de hacer cardio en ayunas!"

"¿Y tú nunca paras? Ejercicio en ayunas es la manera más rápida de desmayarte. Otra Mitología del Ejercicio súper famoso. Calorías son calorías y no se queman más rápido si no comes. Para y piensa."

"Pero mi amiga lo hace y ella dice que quemas mucha más grasa," explicaba Octavio a medio bostezo.

"¿Quema más grasa? No, a si no es cómo funciona la grasa. Lo que importa son las calorías que nos gastamos. El porcentaje que proviene de la grasa, músculo, o de lo que sea que tu creas, no importa. Mira este abdomen," dijo Flaco mientras se levantaba la camisa. "¿Sabes cuantas veces hice cardio en ayunas?"

Octavio no contestó.

"Cero. ¡Apaga las luces y vete a dormir!"

La Razón de la Rendida

"No puede ser. Estabas peor que Cantinflas mi doc. Ja, ja. Me encanta. ¿Y cuando se te prendió el foco?"

"Cien por ciento inútil. Intenté de todo, pero de lo que no me daba cuenta es que mi motivación principal no era suficientemente. Tenía casi todas las piezas del rompecabezas, pero no todas—no fue hasta el día que..."

"¿Y ahora qué te pasa?" pregunto Flaco mientras entraba al dormitorio.

Ni una palabra de Octavio. Octavio le dio una hoja de papel doblada a Flaco.

Flaco abrió la hoja, "Esto es muy serio. Lo siento, Octavio."

"Mi peso esta fuera de control. Colesterol altísimo, alta presión de sangre, diabetes... y apenas tengo veinte años," Octavio tenia lagrimas en los ojos. "El doctor me dijo que tengo que perder peso, pero he intentado todo. *Todo.*"

"No todo."

"Sí todo."

"Todo menos una dieta saludable y ejercicio."

"Pero eso no funciona para mí. Lo he intentado. Empiezo pero siempre me rindo."

"¿Por qué te rindes? *¿Por qué?*"

"Porque me rindo rápidamente y porque soy un perdedor."

"No, eso no es."

"¿De qué hablas?"

"Yo siempre se cuales novatos se van a rendir, siempre. Ni me importa que complicados sean sus ejercicios tampoco," dijo Flaco.

"¿Tu sabias que me iba a rendir?"

"Si, desde antes que empezaras. Siempre adivino quien se va a rendir."

"¿Cómo?"

"El ejercicio involucra dolor. El proceso de poner tu cuerpo bajo dolor."

"Ni me digas."

"Pero eso tiene que suceder. Ese es el proceso de crecimiento y reparamiento. El tener dificultad de respirar, hacer una repetición extra, o hasta hacer estiramientos es doloroso," explicaba Flaco.

"El ejercicio duele. Correcto. Esas no son noticias."

"Ten paciencia. Como humanos, siempre analizamos el riesgo contra la recompensa y después decidimos si vale la pena."

"Sigue."

"La recompensa tiene que ser tan importante como el riesgo. El dolor, el cual incluye sacrificio, disciplina y auto-control, tiene que ser igual a la recompensa. Tristemente cuando hablamos del ejercicio, la recompensa no es inmediata."

Octavio estaba intrigado.

"Cuando compras algo en la tienda, la satisfacción es inmediata. Con el ejercicio, el dolor es instantáneo, pero la recompensa puede tardar meses."

"Y eso es nomas si tienes el programa adecuado," agrego Octavio.

"Cierto. Es la razón que nos rendimos. No duramos lo suficiente para ver los resultados. Nos rendimos, no porque no queramos el cuerpo de nuestros sueños. Nos rendimos porque no duramos lo suficiente para ver los resultados."

"Buen punto."

"¿Te acuerdas cuando crecías y que tan emocionado estabas por sembrar tu primera planta?"

"¿Qué si me acuerdo? Me encanto ese experimento," dijo Octavio.

"Escogiste tu semilla y buscaste el lugar perfecto para tu nuevo amigo. Agarraste tu pequeña pala e hiciste un pequeño hoyo, encantado de la vida por toda la diversión que tú y tu planta iban a tener. Corriste a tu casa y les dijiste a tus padres. Mirabas el reloj y pensabas si ya había crecido tu planta. Regresaste y nada. Entonces empezaste a preguntarte si tenía suficiente agua y sol. *¿Por qué no está creciendo?* Entonces te volviste impaciente. Estabas triste por que querías ver tu planta. Ya hiciste el trabajo. El proceso estaba sucediendo, pero ocupaba tiempo para crecer."

"Si, ya que veo, siempre me rindo pronto."

"Varios programas de ejercicio funcionan, pero ocupas tener paciencia. Ten paciencia Octavio. No te rindas antes de que tu planta crezca."

"Te entiendo, lo entiendo. Pero nunca tengo tiempo para hacer ejercicio."

Nunca Tengo Tiempo

"Estas mal. Ocupas hacer tiempo para ejercitarte. Escoges hacer otras cosas. Escoger es la clave. Tenemos el poder de poner más importancia en otras actividades—actividades con mejores beneficios. Tener opciones nos da la habilidad de decidir qué vamos hacer y que no vamos hacer. Hay varios obstáculos, pero yo les llamo excusas."

"Pero yo tengo razones verdaderas, la escuela, trabajo, estudiar..." Octavio empezó a contar con sus manos.

"Hijos pequeños, un marido celoso, nada de dinero, un trabajo estresante—todas son buenas opciones. ¿Pero adivina qué?"

"Todas son excusas," dijo Octavio.

"Si te diera un millón de dólares para perder diez libras en un mes, ¿lo podrías lograr?"

"En un segundo."

"Estoy seguro que lo lograrías. Harías todo lo que fuera necesario para que esto suceda. Te resistirías todas las tentaciones. Dejarías de ser flojo. De repente todas las excusas del mundo desaparecerían."

Octavio estaba de acuerdo.

"El tiempo que tenemos es fijo. Eso nunca cambiara. Lo que ocupa cambiar es la prioridad que le das a tu salud. Ocupa convertirse en una de tus prioridades principales. Ejercicio tiene que ser parte de tu vida diaria. Tu salud tiene que ser razón por la cual estas ocupado."

"¿Qué quieres decir razón por la cual estas ocupado?"

"Todos tenemos la excusa de decir que estamos muy ocupados. Lo que quiero decir es que ejercicio tiene que ser incluido en tu día. No puedes hacer otras cosas porque estas *ocupado* haciendo ejercicio. Es otra razón por la cual estas ocupado."

"Oh, entonces tengo que decir que no a otras cosas con menos prioridad."

"A si es," Flaco agarro un libro de su escritorio y se lo dio a Octavio. "Lee esto. No puedes crear más tiempo, pero lo que si puedes hacer es usar tu tiempo más efectivo. Crea tiempo para hacer ejercicio, para estudiar, y para salir con muchachas. Bueno, para ti eso de salir con las muchachas no, pero para los demás si."

Octavio abrió el libro, "Bueno, pero ¿no me puedes dar los apuntes principales? Ándale carnalito." Sintió el peso del libro.

"Está bien, pero prométeme que lo vas a leer. El primer obstáculo que tenemos que conquistar en la salud es el que no puedes ver, tiempo. Tiempo es la cosa más valiosa de este mundo. Por más que lo intentes, no puedes crear más. Cuando se va, se va," dijo Flaco. "Hay que ver en que estas pasando tu día. ¿Dónde pasas la mayoría de tu tiempo?"

"Estoy muy ocupado. Para empezar, tengo tarea, después mi trabajo, la sociedad de biología, y estudiar, oh y mis clases, y también me tengo que relajar, y—"

"Todos tenemos las misma veinte cuatro horas al día. Supongamos que duermes ocho horas, estudias diez, duras dos horas comiendo, y todo lo demás te toma dos horas."

"¿Todo eso? Deja veo," Octavio empezó a sumar las horas, "Todavía me quedan dos horas. Eso me parece demasiado tiempo extra. ¿En serio tengo tanto tiempo libre?"

"Y en este ejemplo estas durmiendo ocho horas, estudiando

diez, incluyendo los fines de semana. Tú sabes, nadie estudia, o duerme tantas horas. ¿En que se te está acabando el tiempo? No hay tiempo para gastar, necesitas convertirte en un maestro de tiempo. Un maestro que no gasta, pero utiliza todas sus horas apropiadas. Ocupas estas horas extras para hacer ejercicio. Para invertirlo en tu salud."

"Entonces desperdicio mucho tiempo."

"A si es. Stephen Covey describe cómo utilizar el tiempo perfectamente usando su grafica llamada matriz cuadrante. Para tener tiempo para hacer ejercicio, ocupas eliminar todas las actividades que desperdician tiempo—esas actividades que absorben tu tiempo y no agregan nada de valor."

"Esas actividades..." dijo Octavio mientras apretaba los puños.

"Saca una hoja de papel y dóblala en cuatro partes. En la mitad de la izquierda escribe 'Urgente' y en el lado derecho, escribe 'No Urgente.' Escribe en la parte de arriba 'Importante' y en la parte de abajo 'No Importante.'"

"Cuatro cajas. Listo."

"¿Qué hiciste ayer?" pregunto Flaco.

"Fui a clase. Intente estudiar. Y se me hace que ya es todo. No es cierto, fui a comprar mandado también. Espera, ¿qué hice?"

"Ahí está tu primer problema. Definitivamente tienes que planear tus días. Fallar a planear tu día es—"

"Si, si, planear a fallar. Lo que digas."

Octavio sacó su agenda y la abrió. "No he visto esto desde la primera semana de escuela."

"Empieza a usarla. De ahora en adelante, ocupas planear tus días. ¿De acuerdo?"

"¿Todos los días?"

"Todos los días hasta que estés flaco."

"Está bien."

"Ahora hay que ver lo que hiciste ayer. ¿Ves las cuatro cajas? Empieza a poner tus actividades en la caja que corresponden. Por ejemplo, ver televisión va en la caja que dice, 'No Importa/No Urge.'"

Octavio empezó a escribir sus actividades. "No lo puedo creer. Parece que paso la mayoría de mi día en las actividades que son 'Urgentes/Importan.' Eso es bueno, ¿cierto?"

"No. Esa es la caja para las crisis. En esta caja, te estás apurando a terminar todo de último momento. Estudiar en exageración, pagar tus recibos, apurándote en la vida. La mayoría de la gente están aquí, esperándose hasta el último momento cuando se convierte en problema."

"Mi 'No Urgente/No Importa' es la segunda mas llena. Aquí tengo almorzar, televisión, usar el internet, almorzar otra vez, usar Facebook, videojuegos, y almorzar por tercera vez," dijo Octavio.

"Ja, ja. Ocupas dejar de almorzar tanto."

"Ya veo. Ejercicio debe de estar en la caja que dice 'No Urge/Importante,' junto con estudiar y planear. Creo que ya entiendo," dijo Octavio.

"Ocupas una estrategia para controlar tu tiempo y tener oportunidad de convertirte más saludable."

"Ya sé. Quiero ser más saludable. He fallado muchas veces. Duele mucho rendirse. ¿Me puedes ayudar?"

¡Síganme Los Buenos!

"Te entiendo mi amigo. Yo se que has tratado muchas veces y has fallado. El juego del ejercicio es uno que se puede ganar. Hay dos ingredientes básicos para obtener resultados, una mentalidad correcta y un plan. Para la mente, ocupamos tener la Motivación correcta, ocupas ayuda Aceptando responsabilidad, y la Disciplina para mantenerte enfocado. Un MAD plan digamos. Eso suena bien. Voy a recordad eso," dijo Flaco.

"MAD: Motivación, Aceptar responsabilidad, y Disciplina," dijo Octavio.

"Segundo, ocupamos el plan adecuado—un plan que sea posible y que estés cien por ciento seguro que funcionara. El plan tiene que incluir los fundamentos del ejercicio."

"¿Eso quiere decir que si? ¿Puedo ser la primera persona que entrenes?" dijo Octavio.

"A lo mejor, digo, vivo contigo. Mientras no te enojes cuando tire tus chocolates a la basura, yo digo que estaremos bien."

"¿Cuáles chocolates?"

"¿Ves? No estás tomando esto en serio," dijo Flaco mientras caminaba al lado opuesto de Octavio.

"Espérate, si estoy tomando esto en serio."

"¿En serio? ¿Pero bien serio?" Flaco caminó hacia el escritorio de Octavio. El abrió el cajón y sacó una colección de dulces.

"Noooo... bien, está bien, hazlo pero no puedo ver."

Flaco abrió la ventana y aventó los dulces del cuarto piso.

"Un momento de silencio por favor," dijo Octavio. Puso su cabeza hacia abajo y de un de repente miró al cielo, "¿Escuchaste eso?"

"No. ¿De qué hablas?"

"Es la canción del Chapulín Colorado," dijo Octavio. Se paró rápidamente y empezó a hacer lagartijas. "¡Síganme los buenos!"

"¡Ja, ja! Me gusta. Escucha, siéntate por un segundo."

"El camino no va a ser fácil. No será corto tampoco, y más que nada, me vas a odiar. Pero vas a ganar. Te prometo que conseguirás el cuerpo de tus sueños mi amigo. Te lo prometo."

Flaco le dio una palmada en la espalda a Octavio.

"¿Por dónde empezamos?"

"Primero, tenemos que planear tus ejercicios. Los haremos juntos. Yo te mantendré responsable. Yo voy a primera hora en la mañana—"

"Para acelerar el metabolismo," interrumpió Octavio.

"No, porque tengo menos excusas en la mañana. Por las tardes siempre tengo más excusas."

"¿Quemas más calorías en la mañana que por la noche?"

"No. Tú cuerpo no te dice, son las seis de la mañana, *voy a quemar más calorías que a las seis de la tarde.* Lo único que entiende son las calorías que quemas y las calorías que consumes. El cuerpo funciona en ciclos de veinticuatro horas. Eso significa que la energía que consumimos ahora hasta la misma hora mañana, como de las tres de la tarde a las tres de la tarde mañana. En otras palabras, la hora en que hacemos el ejercicio o que comemos no importa."

"Entonces si como tarde en la noche, ¿no importa?"

"Otra clásica Mitología del Ejercicio. No, no importa, al menos que estés consumiendo calorías extra, como la mayoría de las botanas que comes a medianoche. Calorías extras te hacen gordo, no la hora en que comes."

La cara de Octavio expresaba la cara de alguien que ha sido burla varias veces, "Maldigo Mitología del Ejercicio. *Malditos.*"

"La única manera de perder peso es incrementando el movimiento y disminuyendo las calorías consumidas."

"¿Quieres decir el ejercicio?"

"No. Quiero decir que te tienes que mantenerte dedicado a un programa de movimiento. Ejercicio es parte de la ecuación, pero no toda la solución."

"¿Un programa de movimiento?"

"Si, necesitas ejercicio, y te tienes que mover mas. Por ejemplo, camina a tu clase y juega básquetbol de verdad, no en los videojuegos," dijo Flaco.

"Básquetbol, con personas de verdad. Okay, puedo hacer eso."

"Empezaremos lentamente y de ahí avanzar poco a poco. No hagas ejercicio por más de una hora. No vayas al gimnasio días consecutivos. No importa que tan emocionado estés, ocupas un día de descanso. Recuerda, nadie se ha puesto en forma en un solo día."

"Créeme, lo he intentado. Dios sabe que lo he intentado."

"Estamos buscando metas que te ayudaran a lograr éxito. Los primeros cuatro ejercicios, la cuarta semana, el cuarto mes, y últimamente, el cuarto año. Ejercita el Poder de los Cuatro."

"¿El Poder de los Cuatro?" los ojos de Octavio se le abrieron.

El Poder de los Cuatro

"Saca tu agenda. Hay que planear los primeros cuatro días de ejercicios. Los primeros cuatro son primordiales. Asegúrate que estén separados con suficiente tiempo, de perdida un día de descanso entre ejercicios," dijo Flaco.

"¿Por qué ocupo el descanso? Estoy listo y quiero hacerlo rápido. Me quiero poner más fuerte que un ratón."

"Ja, ja. Te entiendo O, pero todos los novatos siempre hacen de más en su primer ejercicio. Intentan recuperar todo el tiempo que perdieron los primeros cuatro meses en una sola sesión."

"Estas en lo cierto. Haces un ejercicio, después otro, y después todos de todos."

"Esto pasa frecuentemente. ¿Y cómo te sientes al siguiente día?"

"Como si me hubiera atropellado un camión."

"Muy adolorido. No te pases. El día de descanso te ayudará al principio. Créeme. Después me lo agradecerás."

"Estoy seguro que se cómo aprovechar esos días de descanso," Octavio frotó su estomago.

"La clave para desarrollar los hábitos correctos es planear esos primeros cuatro días ejercicios. Esos días están escritos en piedra y me dirán si estas comprometido con tu suceso."

"Pero que si algo pasa. ¿No puedo ir otro día?"

"No."

"¿No?"

"No, porque esa es la raíz de todos tus problemas. Algo siempre va a suceder si a si lo planeas. Ese estado mental tiene que morir. Planéalo, comprométete, y has ejercicio esos primeros cuatros días."

"Planear, comprometerme, y hazlo. Ya entiendo. ¿Cuánto tiempo tengo que hacer ejercicio?"

"Cuanto dures no importa. Lo que importa es la intención y la frecuencia. No puedes cancelar—nunca."

"No me voy a rajar."

"Nunca. Si cancelas, fallarás. Estas en la parte importante del programa. Si fallas en esta parte, fallarás en todo."

"El principio es cuando estoy más motivado," dijo Octavio.

"La siguiente meta será la cuarta semana. Dura veintiún días para crear un hábito. Eso equivale a tres semanas. Si puedes terminar la cuarta semana, estas en camino a buenos resultados."

"Tres semanas, eso no suena mal. ¿Después que?"

"La siguiente meta es cuando los verdaderos cambios empiezan a suceder. Si puedes mantener el ejercicio por cuatro meses, entonces experimentaras muchísimos beneficios. El ejercicio tendrá una chanza de quedarse en tu vida por años."

"¿Una chanza?"

"Si, la prueba final es el cuarto año. Cuando llegues al cuarto año veras los cambios tan impresionantes en tu salud. Tu cuerpo se está regenerando y en cuatro años de hacer ejercicio hará maravillas para tu cuerpo. Maravillas, y estarás en la mejor condición física de tu vida, ¡por siempre!" Flaco saltó de su silla.

"¿Cuatro años? ¿Y por siempre?"

"A si es. Obtener gran salud no es tarea que terminas. Es parte de tu vida. Eres tú. Nunca paras de lavarte los dientes, ¿verdad? Eso es ridículo. La salud es un componente integral de tu vida."

"Si, ocupo mejorar mi salud. Estoy cansado de estar gordo. Quiero que las muchachas me empiecen a ver. Quiero tener el abdomen marcado. Quiero todo," Octavio intento brincar en la silla, pero mejor se sentó.

"Espera hermano. La salud y el ejercicio tienen que ser parte de tu vida. No tienen que ser lo que te define. Es el caparazón que presentas al mundo," dijo Flaco.

"Ocupo estar en la mejor forma de mi vida. Por los doctores, las muchachas—"

"Lo estás haciendo por las razones equivocadas. Nunca te entrenes por otras personas, entrénate por Octavio," dijo Flaco. Apuntó al corazón de Octavio. "Entrénate porque te hace sentir bien. Entrénate porque te da orgullo en tu cuerpo. Entrénate porque te hace feliz. Entrénate porque quieres disfrutar de los beneficios de la salud. Entrénate porque lo mereces."

"Pero quiero que la gente me quiera."

"La otra gente te va a querer, solamente cuando tú te quieras a ti mismo."

El Mago

"¿A si fue como descubrió el MAD PLAN?" interrumpió Aubrey.

"¿Mande? Oh sí. Si, el programa ocupaba varios pequeños detalles. Tú recibiste el programa ya pulido. El ejercicio abrió las puertas para mí. Después de vencer la obesidad, me uní al Sr. Flaco en la pelea contra la obesidad—para ayudar a mi mama, para ayudar a mi papá y para ayudar a mi comunidad."

"Sr. Flaco fue una bendición. Desearía que pudiera seguirme entrenando. Supuestamente tengo que encontrar al Mago de Músculos, y ya no sé. He estado aquí por horas y a pesar de que he encontrado mucha información, quiero más. Ocupo más."

Dr. M y Aubrey se pararon.

"¿El Mago de Músculos?" Lo dijo con una cara de sorpresa.

"*Oh, no.* No me digas que él también se fue," dijo Aubrey mientras se rascaba la cabeza y miraba su teléfono. "He estado aquí por horas siguiendo este estúpido Camino de Baldosas Amarillas buscándolo."

"*¡Oh, El Mago de Músculos!* ¿Estás segura que todavía no la has encontrado?"

"¿La? Dan y el recepcionista me dijo que era un hombre. Bueno, estoy casi seguro," Aubrey empezó a apuntar alrededor del gimnasio. "Te encontré a ti, Dan, y Miyagi, lo cual se me hiso extraño. Oye, ¿acaso tú eres el Mago? Espera, ¿alguno de ellos es el Mago? No sé. Nunca voy a estar lista para esta boda. Voy a estar gorda por vida, con las nalgas arrastrando por el piso. La gente se va a reír y Ryan no me amará."

"¿Tu futuro esposo se quejó de tu cuerpo?"

"Bueno, no, no con esas palabras. Pero veo la forma en que mira a otras mujeres."

"Interesante. Desearía que te pudiera ayudar con el Mago, pero no puedo. Ocupo regresar al hospital. ¿Cómo se siente su cabeza?"

"Mejor, gracias por tu ayuda. Pero, ¿qué hago para encontrar al Mago?"

Dr. M empezó a caminar y dijo, "Sigue el Camino de Baldosas Amarillas Aubrey. Y podrás encontrar lo que estas buscando."

Perfecto. Otra referencia acerca del Camino de Baldosas Amarillas. Lo que ocupo es un entrenador. "Gracias Doc, lo haré." Aubrey volteo hacia abajo y vio que estaba parada en el camino. *Claro, aquí voy a ver al Mago, el Mágico... Misterioso... Elusivo Mago.* Empezó a murmurar mientras seguía el Camino de Baldosas Amarillas.

Aubrey siguió el camino. El camino daba vuelta y terminaba en las escaleras enfrente del gimnasio. Subió las escaleras y terminó en el tercer piso. *Qué raro,* ella pensó. Se encontró con una puerta muy interesante. Estaba cubierta con una cinta de protección. Intento abrir la puerta pero no pudo. "¿Por qué está cerrada? *Ábrete.*" Jaló la puerta, después intentó más fuerte y por último la patio. "¡*Ábrete!*"

"No estás lista para entrar ahí," dijo una voz familiar.

"¡Sr. Flaco!" brincó Aubrey.

El recepcionista dijo, "Ya te dije que Sr. Flaco no está."

"¿Pero entonces que paso con el Mago de los Músculos? ¿Dónde está él o ella? Se supone que tenemos que adelgazar estos chamorros gordos. Mi boda se aproxima y demonios—"

"¿Seguiste el Camino de Baldosas Amarillas?"

"Si, hasta hablé con Dr. Motivación, Miyagi y Dan, todo el grupo."

"¿Y no aprendiste nada?"

"Nada," Aubrey miró el piso. "No... no, eso no es cierto. Me enseñaron muchas cosas acerca de la salud y el ejercicio."

"¿Qué aprendiste?"

"¿Se supone que te tengo que decir?"

"¿Qué no es esta la mejor manera de enseñar que aprendiste algo? ¿Enseñándole a otra gente?"

"Buen punto," dijo Aubrey. Busco en sus pantalones y en su bolsa.

"¿Qué buscas?"

"Pensé que había tomado notas. Ya veo que no."

"Cuéntame lo que aprendiste."

Aubrey empezó a buscar respuestas. Respiró profundamente y empezó a hacer una lista en su cabeza. Empezó a recitar todos los temas rápidamente sin parar a respirar.

El recepcionista inclinó la cabeza con sus manos detrás de su espalda.

Ella respiró profundamente, "Bueno, ya veo que si aprendí."

"Felicidades Aubrey," dijo el recepcionista. "Ya conoces los fundamentos de la salud y el ejercicio."

"¿Lo sé? La verdad no me siente como si lo supiera todo.

Todavía me siento gorda. No tengo esperanza."

"Tal vez no hay, pero sígueme," se metió la mano a la bolsa. "Este cuarto casi nunca lo usamos," abrió la puerta.

Los ojos de Aubrey le empezaron a brillas. *¿Un nuevo cuarto para hacer ejercicios funcionales? O tal vez para hacer aerobics, boxeo, o todavía mejor... ¡Cuarto para hacer liposucción!* Se metió corriendo.

"¿Qué?" Aubrey miró alrededor. "¿Esto es una broma?"

"Mira otra vez Aubrey," le dijo el recepcionista. Apunto a la reflexión de Aubrey.

Aubrey miró hacia enfrente, a los lados, arriba y abajo. "No hay nada aquí. Nomas ese espejo grande y espantoso."

Miró al recepcionista. Él le indicó que caminara hacia enfrente.

"Odio esta parte. Por eso vengo aquí."

"Lo sé, Aubrey. El ejercicio es poderoso. Nos quita los dolores, del cuerpo y del corazón. El ejercicio te mantiene joven. Te ayuda a incrementar tu desempeño y te brinda salud."

"Y también te hace más bonita."

"Eso no."

Aubrey miró hacia abajo, "Es que odio la forma como me veo."

"Toda la información que has aprendido ahora te ayudara, pero los verdaderos cambios tiene que venir por dentro de ti. Cuando aceptes quien eres, las puertas de la vida se te van a abrir. Los mayores cambios vienen desde adentro."

El recepcionista dejó a Aubrey sola.

Aubrey se estaba viendo fijamente en el espejo. Entonces

empezó a llorar.

Agarró su teléfono y marco. "Hola amor," dijo ella. "Encontré al Mago…"

Aubrey se calmo, respiró profundamente, se miro en el espejo, "Ryan, te amo. Y amor… me amo a mi misma. ¡Me amo a mi misma! Hay que casarnos."

Temas Principales

Ocúpate con Tu Salud

Tienes que encontrar tiempo para hacer ejercicio. Para lograr el éxito, el ejercicio se tiene que convertir en una prioridad en tu vida. Tu salud no puede ser sacrificada por otras cosas de menos importancia. Has tu salud tu prioridad y la razón por cual estas ocupado.

"No puedo hacer ____ porque estoy ocupado haciendo ejercicio."

El Poder de los Cuatro

No quieras obtener el cuerpo de tu vida en un día, una semana, o un mes. Nunca ha pasado así. Nunca. Planea tus primeros cuatro días ejercicios durante el curso de dos semanas. Después sigue aumentando hasta que formes un hábito. Duras veintiún días en formar un hábito, a si que la cuarta semana es primordial. Cuando llegues al cuarto mes, estas en camino a lograr éxito. Y por último, cuando llegues al cuarto año, es cuando los hábitos que cambian tu vida han sido formados. Recuerda, la gente no falla porque el programa no sirve, fallan porque no se mantienen consistentes.

Mitología del Ejercicio

Todo mundo es un experto. Corrección, todo mundo se cree un experto. Escucha consejos de personas calificadas, que tengan certificados acerca del ejercicio. Y nunca, por ninguna razón, escuches a una persona que tiene peor cuerpo que tu.

Para y Piensa

Investiga todo. ¿Tiene sentido lo que dice? Si suena menso, es porque lo es. Utiliza tu sentido común cuando investigues cosas acerca del ejercicio.

Feo por Fuera, Letal por Dentro

La grasa extra son calorías extras que no han sido utilizadas por el cuerpo. La grasa visceral es la grasa letal que cubre nuestros órganos. La grasa corporal es la capa de bombón que se encuentra debajo de nuestra piel, nos dice cuanta grasa tiene nuestro cuerpo.

Cuerpo Pobre te da Cuerpo Problemático

Si no corriges tus problemas de postura tu cuerpo responderá con lesiones. Los dolores de espalda, rodilla y cabeza se originan cuando lo músculos no tienen el tamaño adecuado. Un programa de flexibilidad ayuda a corregir estos problemas.

Pasando el Punto Feliz

Un estiramiento tiene que pasar el punto feliz por treinta segundos. La tensión constante ayuda al músculo a relajarse y a estirarse. Este proceso ayuda a deshacer los nudos que impiden la flexibilidad.

Que Se Sienta Donde Se Necesita

Si el cuerpo se mueve de forma inadecuada debida a una pobre postura, el cuerpo compensa previniendo la activación del músculo. El músculo y solo el músculo que estamos trabajando, tiene que ser activado. Un ejercicio se tiene que sentir concentrado y nada mas sentirlo donde se necesita.

No Aprieta, No Funciona

La idea de apretar dice que si no se siente nada en el músculo, entonces nada está pasando. Si no lo sientes en el lugar adecuado, nada está pasando. Siempre checa por la activación adecuada.

Un Abdomen Débil Construye un Cuerpo Débil.

El abdomen es donde se originan todos los movimientos, la fundación. Activar nuestro abdomen y ejercitar nuestro abdomen nos ayuda a establecer movimientos adecuados lo cual ayuda a prevenir dolores de espalda baja. Un abdomen débil causa que el cuerpo sobre compense disminuyendo la efectividad del ejercicio.

Simplificar Antes de Complicar

Ejecuta las funciones básicas. Hazlo sencillo. Y mientras vayas progresando, tus ejercicios pueden progresar. Cuando te rindes es raramente por no saber cosas del ejercicio. Es por no mantenernos consistentes.

Miles de Ejercicios vs Miles de *Variaciones* de Ejercicios.

El cuerpo humano se mueve en ciertas maneras. Músculos siempre han estado conectados a los huesos de la misma manera. No hay miles de ejercicios, pero miles de variaciones del ejercicio. Mantén los ejercicios simples. Movimientos simples con buena forma ayudan a obtener buenos resultados.

Músculos Deseados vs Músculos Necesarios

Tenemos que escoger ejercicios que activen los músculos más grandes del cuerpo: pecho, espalda, y piernas. Los otros músculos menores son músculos que quieres tener. Si nuestros ejercicios se enfocan en los músculos pequeños obtendremos menos resultados y quemaremos menos calorías. Para hacer que el músculo se vea bien, tenemos que deshacernos de la grasa corporal extra que cubre el músculo. No es el músculo, pero la grasa causando el problema.

Los Tremendos Tres de TBP

Enfócate en los tres músculos mayores del cuerpo. Entre más grande el músculo, más calorías que quema. Siempre incorpora ejercicios de pecho, espalda y pierna. Aprende como activar estos músculos para obtener máximos resultados.

Lento y Controlado

Para maximizar resistencia, tienes que controlar el movimiento. El tempo en que haces ejercicio tiene que ser controlado y despacio. Respira hacia dentro y hacia fuera mientras sientes el ejercicio. La forma adecuada es primordial, ya que nos asegura que el músculo que queremos esta activado y no nos vamos a lastimar.

Máximos Resultados con Tiempo Mínimo

El programa con más beneficios incluye los tres tremendos de TBP entrenados en forma de circuito. Cuando cambiamos los ejercicios, con descanso mínimo, también obtenemos mucho cardio. Lo cual quema más calorías en menos tiempo.

Testimonios

"He sido un atleta toda mi vida, pero cuando cumplí 50 años cambié mi enfoque al entrenamiento de un paseo de bicicleta de 50 millas, desde Rosarito a Ensenada. Vi a Tony trabajando con un cliente y me intrigó inmediatamente. Estos fueron ejercicios que yo nunca había visto. Tony creó un programa diseñado para mejorar mi dolor crónico causado por mi cuello roto y dos discos estrellados en mi espalda baja. Después de 3 años de entrenamiento, eliminamos más de 30 años de dolor. Con 57 años de edad, mi velocidad en la bicicleta en México venció a cualquiera de mis 20 veces anteriores. Completé 5 triatlones y mi mejor tiempo fue este año, ¡a los 59 años de edad! ¡Hasta completé un paseo de Canadá a México en bicicleta! Todo fue posible gracias a un entrenador increíble."

-Eric Wintemute, CEO, American Vanguard Company

"Tony es sobresaliente. El nivel de atención que ofrece combinado con su actitud positiva es inigualable. Él hace lo imposible, posible. El concepto de estar en forma ya no es complicado o inalcanzable. Tony tiene una forma de explicar el proceso que es fácil de entender. Entiendo y logramos resultados inmediatos. Ahora tengo una mejor apreciación y comprensión de cómo la dieta y el ejercicio funcionan. En pocas palabras, Tony ha cambiado mi vida."

-Jeffrey S., Oficial

"Siempre sentido acomplejado por mi peso. He intentado muchas dietas y nunca encontré éxito. Estaba preocupaba que Tony me iba a juzgar por mi condición física. Honestamente pensé que no funcionaría. ¡Me equivoqué! Dos años después y 30 libras más

ligera, soy capaz de hacer ejercicios que nunca pensé posible. Tony ha sido un gran porrista y su pasión es adictiva. Gracias Tony por el apoyo. Gracias por la motivación. Gracias por muestrearme el camino hacia una vida más saludable."

-Anna Gallegos Sartoph, Analista, Verizon Inc.

"Entrenar con Tony ha sido una bendición. Me diagnosticaron con un tumor cerebral en Abril de 2011. Después de someterme a una craneotomía, la quimioterapia y la radiación para extirpar el tumor, decidí cambiar mi vida. Sufría de sobrepeso toda mi vida... Tony me ayudó a perder más de 50 libras. Mis amigos y familiares me felicitaron por mis resultados tan increíbles y los complementos no han parado. Gente que no me han visto en años, ni me reconocen."

-Don Smith, Especialista, SchoolsFirst FCU

"Es fácil sonreír desde que empecé a trabajar con Tony. No sólo porque me ayudó a alcanzar mi meta de peso y mejorar mis hábitos alimenticios. Pero también por los cambios positivos en mi vida. He superado mis objetivos originales con mi propio plan de acondicionamiento físico. El regimiento de ejercicio no sólo mejoró mi fuerza y la postura, pero elimino el dolor en mi hombro. Completé un medio maratón sin ningún dolor en mis rodillas. Estoy muy agradecida por todo lo que Tony ha hecho por mi bienestar. He probado otros instructores pero nadie compara con el enfoque y la aptitud de Tony."

-Tazim Rehmat, Ingeniera de Química, ABS Consulting

"Tony ha cambiado mi vida. Empecé a entrenar con Tony hace muchos años, con la esperanza de perder peso, mejorar el equilibrio, fortalecer mis músculos, y ser más saludable. He logrado todas mis metas y ¡mucho más! Dentro de unos meses, mi actitud transformó. He perdido el peso y de sorpresa también perdí el dolor de espalda. Construí un abdomen fuerte; que

mejoró mi balance y me dio más fuerza. Los resultados han sido increíbles, mental y físicamente."

-Gabriela Wood, Abogada

"Cuando conocí a Tony, le dije mis metas. Quería resultados, y por supuesto como la mayoría de las niñas... unas lindas pompis apretaditas. Me da orgullo reportar, ¡que lo hicimos! La actitud positiva de Tony y sus consejos hicieron el entrenamiento un placer. Es la gran razon por mi gran éxito."

-Kelly Love, Ex Porrista de la NFL

Acerca del Autor

Tony Arreola

Un entrenador personal certificado que disfruta cada segundo de su vida. Tony Arreola ha sido parte de la industria del bienestar corporal a lo largo de toda su vida. Tony ingresó a la Universidad de Irvine, California con una carrera de ingeniería en mente. Fue allí donde su pasión por ayudar a otros y enseñar realmente floreció. Durante su carrera en UCI trabajó como tutor, consejero y maestro. Tony encontró su verdadera vocación al inspirar a su compañero de cuarto de la universidad a rebajar cincuenta libras. Aquéllas cincuenta libras que su compañero de cuarto rebajó transformaron completamente la vida de ambos. Uno de ellos disfrutó de un nuevo físico, seguridad en sí mismo y de la felicidad; el otro encontró la misión de su vida.

Después de la universidad, Tony inició una carrera como entrenador personal en el gimnasio *24 Hour Fitness*. Tony prosperó al convertirse en un entrenador personal sobresaliente, posteriormente en gerente del gimnasio y eventualmente obtuvo el puesto de gerente general. Después de colaborar en el gimnasio *24 Hour Fitness*, decidió seguir su instinto y formar Total Body Project. Su sueño: brindarle bienestar corporal a todo aquel que lo desee.

Tony ha ayudado a cientos de clientes a perder miles de libras con una increíble tasa de éxito del 90%. Pero su verdadero don es su capacidad para explicar los principios del bienestar corporal en términos sencillos y comprensibles. Tony cuenta con cinco certificados por parte de la Academia Nacional de Medicina del Deporte (NASM) y dos títulos universitarios; uno en Ingeniería y otro en Economía. Él considera que la educación es la clave para alcanzar el bienestar corporal al igual que una vida plena.

Tony radica en la ciudad de Irvine, California donde hace lo que le apasiona todos los días de su vida. Es un atleta activo cuya meta en su vida es completar un triatlón Ironman cada año en diferentes partes del mundo hasta que cumpla 100 años.

Conéctate

Visita Nuestro Sitio de Internet

Ingresa a www.totalbodyproject.com para aprender más acerca de nosotros y nuestros servicios. Aprende acerca de libros, videos para estar en forma, servicios de entrenamiento personal, gimnasios y productos para mantenerte en forma.

Seminarios Para Estar en Forma

¿Te gustaría que el Sr. Flaco acudiera a tu compañía? El Sr. Flaco realiza presentaciones divertidas acerca del bienestar corporal diseñadas para mantener al personal de trabajadores feliz, saludable y en forma. Para reservaciones: *tonyarreola@totalbodyproject.com*

Dale "Me Gusta" a Nuestra Página en Facebook *Total Body Project*

Se parte de nuestra comunidad que ya se encuentra en forma. Descubre más historias de éxito de gente como tú. Recibe diariamente consejos para mantener el bienestar corporal y frases motivadoras.

Conviértete en Amigo del Sr. Flaco

Mantente motivado, positivo y permite que el Sr. Flaco te ayude en tu camino para estar en forma. *Agrega a Tony Arreola en Facebook.*

Suscríbete a Nuestro Boletín de Noticias

Se él primero en aprender acerca de nuevos productos y nuevas maneras fascinantes para convertir el estar en forma en un juego sencillo de ganar. Manda tu solicitud a:

tonyarreola@totalbodyproject.com

Sigue al Sr. Flaco en Twitter

Recibe diariamente pensamientos e información acerca de los eventos del Sr. Flaco: *tonyarreola@tbpfitness*

Sigue al Sr. Flaco en Instagram

Recibe fotos y mensajes que motivan del Sr. Flaco:

tonyarreola@tbp_fitness

Sigue a Total Body Project en Linked In

Recibe mensajes y noticias sobre la compañía:

Sigue a la compañía Total Body Project Inc.

Índice

www.ingramcontent.com/pod-product-compliance
Lightning Source LLC
Chambersburg PA
CBHW070910290526
45795CB00001B/277